MEDICINA NATURAL PARA ALERGIAS

Glenn S. Rothfeld
Suzanne LeVert

MEDICINA NATURAL PARA ALERGIAS

Tradução
PAULO CESAR DE OLIVEIRA

EDITORA CULTRIX
São Paulo

Título do original:
Natural Medicine for Allergies

Este livro só deve ser usado como obra de referência, não como um manual de medicina. As informações aqui apresentadas visam ajudar você a tomar decisões conscientes acerca da sua saúde. Elas não pretendem ser um substituto para nenhum tratamento que possa ter sido prescrito pelo seu médico. Se você suspeita de que está com algum problema de saúde, insistimos para que procure assistência médica.

Edição	Ano
1-2-3-4-5-6-7-8-9	99-00-01-02-03

Direitos de tradução para a língua portuguesa
adquiridos com exclusividade pela
EDITORA CULTRIX LTDA.
Rua Dr. Mário Vicente, 374 — 04270-000 — São Paulo, SP
Fone: 272-1399 — Fax: 272-4770
E-MAIL: pensamento@snet.com.br
http://www.pensamento-cultrix.com.br
que se reserva a propriedade literária desta tradução.

Impresso em nossas oficinas gráficas.

Dedicatória

A Magi, por seu infinito amor e apoio,
e a meus filhos Jedidiah e Eli,
que estão cheios de vida.
G. S. R.

Agradecimentos

Eu gostaria de agradecer a Madeleine Morel, a Barbara Lowenstein e à Rodale Press por sua ajuda na criação e desenvolvimento desta idéia; a AMR'TA, criadores do IBIS, um extraordinário banco de dados em medicina natural; a Ben Benjamin, Catherine LeBlanc, doutor Daren Fan, doutor Richard Glickman-Simon, Lori Grace, Nancy Lipman e outros, que contribuíram com seus comentários e palavras de encorajamento. Sou também grato a muitos pacientes que me trouxeram idéias e me inspiraram com suas próprias jornadas em busca de uma saúde melhor.

Sumário

"O médico
é apenas um
auxiliar da
natureza."

Galeno

1

Alergias e Medicina Alternativa

Uma aragem de vara-de-ouro causa-lhe ataques de espirro em toda primavera? Seus olhos ficam em brasa sempre que você acaricia o gato do seu melhor amigo? Ou será que você está entre aquelas pessoas que ficam irritadas, nauseadas e até mesmo deprimidas e confusas depois de comer certos alimentos?

Se você respondeu sim a qualquer dessas perguntas, você certamente não está sozinho. Na verdade, um em cada cinco americanos — cerca de 46 milhões de homens, mulheres e crianças — sofrem de alergias. Pelo menos 25 milhões têm febre do feno ou rinite alérgica, cerca de 9 milhões têm asma e outros 12 milhões, ou mais, apresentam algum tipo de problema alérgico desencadeado por fatores ambientais ou alimentares. Analisaremos neste livro as razões pelas quais as alergias são hoje tão comuns e veremos de que modo você pode mudar seu ambiente ou hábitos alimentares para reduzir o risco de desenvolvimento ou o agravamento de alergias e sensibilidades.

As substâncias que podem causar reações alérgicas são por demais numerosas para serem arroladas. Elas incluem pólen, seiva de plantas, poeira, fungos, alimentos, pêlos de animais, venenos de insetos, medicamentos, cosméticos e, até mesmo, mudanças ambientais, como uma rajada de vento frio ou excesso de umidade. Essencialmente, uma alergia ocorre quando o sistema de defesa do corpo, chamado de sistema imunológico, não funciona adequadamente. Há uma alergia quando esse sistema — cuja função é a defesa do corpo contra invasores nocivos — desencadeia uma resposta contra uma substância normalmente considerada absolutamente benigna. Em outras palavras, o seu corpo trata o pólen como um inimigo mortal que precisa ser eliminado a todo o custo. Os sintomas dessa alergia — olhos lacrimejantes, chiados, coceira na pele, etc. — representam os esforços do corpo para livrar-se da substância irritante.

Se você sofre de alergias, é provável que tenha passado boa parte da vida frustrado. Talvez você tenha até mesmo sentido um certo medo. O anfitrião do jantar desta noite vai servir alguma coisa que desencadeará um ataque? Se eu tomar um anti-histamínico antes da festa vou ficar sonolento e desatento? Algum dia isso terá fim? Infelizmente, essas emoções podem desencadear um ciclo vicioso, pois a própria ansiedade às vezes provoca ou agrava uma alergia. Com efeito, sabemos que um forte *stress* emocional (ou físico) pode perturbar e debilitar o sistema imunológico, deixando-nos mais vulneráveis não apenas às alergias, mas também a uma variedade de outras condições. Além disso, é cada vez maior o número de pesquisas indicando que os alérgenos — substâncias que causam reações alérgicas — afetam nosso espírito e humor com a mesma e dramática intensidade com que agem sobre o sistema respiratório e a pele. Conforme explica o Capítulo 10, aprender a refocalizar e a relaxar a mente e o espírito deve tornar-se uma parte importante do seu plano de tratamento da alergia.

Na verdade, você talvez tenha de lidar com a sensibilidade de seu corpo a determinadas substâncias durante o resto de sua vida. Nós lhe mostraremos maneiras para que essa realidade fique mais fácil de lidar, daremos dicas para que sua vida cotidiana fique mais confortável, bem como lhe ofereceremos opções mais saudáveis para o turbilhão farmacológico que, provavelmente, já fez parte de algum período de sua vida.

Você provavelmente está procurando maneiras mais baratas e menos desconfortáveis de resolver seus problemas de alergia. Você talvez esteja procurando uma maneira de lidar com algumas das razões básicas pelas quais o seu corpo não está trabalhando como deveria. Felizmente existem muitas opções disponíveis para ajudá-lo na consecução dessas duas metas inter-relacionadas. Mais adiante, neste capítulo, você vai aprender mais sobre as diferentes técnicas e filosofias alternativas de saúde e cura que poderão ajudá-lo a lidar melhor com suas alergias. Primeiramente, porém, vamos examinar mais detalhadamente alguns dos desafios com os quais se defronta uma pessoa que sofre de algum tipo de alergia.

O Desafio da Doença Crônica

A maioria dos americanos tende a presumir que os médicos podem resolver todos os problemas de saúde com medicamentos, cirurgia ou outras medidas que proporcionem resultado rápido. Se nossas artérias estão entupidas de gordura, preferimos romper a placa com um cateter de balão ou redirecionar o fluxo de sangue com uma ponte de safena, em vez de mudar nossa dieta e hábitos alimentares. Se nosso sistema imunológico reage de forma exagerada — como acontece durante uma reação alérgica — preferimos tomar um comprimido ou suportar o ataque de alergia, em vez de corrigir o desequilíbrio subjacente. Na verdade, permanecemos teimosamente (e, em última análise, de forma contraproducente) distantes da intrincada natureza e qualidade da saúde e da cura. Infelizmente, esse distanciamento muitas vezes deixa-nos frustrados, e ainda adoentados, mesmo depois do tratamento. Por que isso acontece? Embora em determinadas circunstâncias medicamentos e cirurgias possam salvar vidas — quando ocorrem infecções bacterianas descontroladas, ataques cardíacos e acidentes — a medicina moderna tem um poder limitado no caso de doenças crônicas e/ou sistêmicas. E as alergias certamente estão nessa categoria.

Na moderna tradição médica ocidental, os médicos e pesquisadores freqüentemente dividem os problemas de saúde em *agudos* e *crônicos*. Os problemas de saúde agudos em geral iniciam-se de forma abrupta e têm uma única causa, facilmente identificável. Essas condições geralmente respondem bem, e de forma rápida, a tratamentos específicos, como medicação e cirurgia. Quando o tratamento consegue eliminar os sintomas e efeitos de uma doença aguda, os médicos consideram o paciente "curado" ou levado de volta a um estado normal de saúde.

Os problemas crônicos, por outro lado, tendem a manifestar-se lentamente, progridem devagar, e prolongam-se por vários anos e, às vezes, por toda a vida. Algumas vezes os médicos têm dificuldade até mesmo em diagnosticar uma doença crônica, pois seus sintomas e seu curso podem ser sutis e imprevisíveis. Diferentemente das doenças agudas, as doenças crônicas muitas vezes têm várias causas possíveis e que coexistem umas com as outras, variando desde fatores genéticos e modo de vida até influências ambientais e características fisiológicas individuais. Quase que por definição, para as doenças crônicas não existe uma "cura" ou solução simples.

Vemos por todos os lados as evidências do fracasso da medicina moderna em lidar com esse tipo de problema. Hoje somos uma nação de doentes crônicos — alergias, artrite, doenças cardíacas, osteoporose e obesidade acham-se amplamente disseminadas na população. Até aqui ainda não conseguimos encontrar técnicas médicas eficazes para o tratamento desses problemas de saúde. A abordagem da "solução rápida" simplesmente não irá funcionar. Em vez disso, e com o propósito de trazer nosso corpo de volta a um estado de saúde, devemos aceitar os métodos mais lentos, porém mais consistentes, recomendados pelas escolas de medicina natural descritas neste livro. Os alimentos que ingerimos, os exercícios que fazemos, o ar que respiramos, os ciclos da natureza e nossas singulares fisiologias estão entre os elementos fundamentais para que possamos encontrar soluções duradouras para problemas crônicos como as alergias e conquistar a saúde física e emocional.

Não há dúvida de que as pessoas com alergia estão entre as que mais precisam dessas soluções. Você tem de lidar não apenas com os sintomas de sua alergia particular — erupções cutâneas, dores de cabeça e dificuldade respiratória, entre outras coisas — mas também com os efeitos colaterais por saber que tem uma doença crônica. Na verdade, a natureza prolongada da maior parte das alergias impõe grandes pressões sobre seu corpo e espírito. Eis aqui algumas das maneiras pelas quais as alergias (ou doenças do coração, osteoporose ou qualquer outro problema crônico) podem afetar sua vida.

Fadiga. Sempre que existe uma doença crônica, o corpo usa a energia de forma menos eficiente, isso porque ele aproveita parte dessa energia tentando curar-se. Assim, as pessoas que têm alergia correm maior risco de se sentirem exaustas, fracas e apáticas — às vezes, esses estados duram tanto tempo que você nem se lembra mais de como era sentir-se entusiasmado e cheio de energia. Com efeito, talvez você não se lembre de como é levar uma vida ativa e normal.

Falta de ar. A falta de ar ocorre sempre que o corpo não obtém todo o oxigênio de que necessita. Uma insuficiência de oxigênio deixa o corpo sentindo-se cansado e a mente menos alerta. A falta de oxigênio pode produzir tontura crônica e incapacidade, se não for eficazmente tratada. A falta de ar pode ocorrer por diversas razões relacionadas com a alergia: lesões dos alvéolos pulmonares, estreitamento das vias aéreas, excesso de produção de muco e por uma falta geral de condicionamento dos músculos. Ao mesmo tempo, pessoas com todos os tipos de alergia — e não apenas aquelas cujo sistema respiratório está diretamente afetado pela reação alérgica — podem sentir falta de ar se permanecerem inativas durante muito tempo ou caso se sintam sob constante *stress*.

Dor. A alergia pode causar dor de uma variedade de maneiras. As próprias alergias muitas vezes causam dor de forma direta: as articulações podem ficar inchadas e doloridas em resposta a um alérgeno, a pele e os olhos podem coçar e queimar e o próprio ato de respirar pode produzir dores excruciantes. De forma mais indireta, as dores musculares são comuns entre os alérgicos por duas razões: se uma alergia os impede de se manterem ativos, seus músculos rapidamente perdem o condicionamento, deixando-os vulneráveis a entorses e distensões. Ao mesmo tempo, a ansiedade e o *stress* causados pelas alergias podem fazer seus músculos se retesarem, produzindo cãibras e dor. Por fim, quando você fica receoso ou deprimido por causa de seu problema, isso servirá apenas para aumentar as dores que você sente por quaisquer das razões citadas acima.

Stress. O *stress* é com freqüência um efeito colateral de todas as doenças crônicas, incluindo as alergias. Essencialmente, você experimenta *stress* sempre que seu corpo tenta atender a alguma necessidade imposta sobre ele, seja ela física ou emocional, agradável ou desagradável. Se o restante do seu corpo está em equilíbrio, de modo geral você pode recuperar-se rapidamente do *stress*. Uma vez que a necessidade tenha sido satisfeita, seu corpo começa a se adaptar — ou, antes, a mal adaptar-se — ao *stress*. A hipertensão arterial crônica, a tensão muscular e a falta de ar estão entre os problemas resultantes desse processo. No Capítulo 10 iremos analisar com maior profundidade o *stress* e a maneira de lidar com ele.

Raiva. Como você provavelmente já sabe muito bem, a vida com as alergias é caracterizada por incertezas e imprevisibilidade. As alergias parecem ter assumido o controle das funções do corpo que você achava que estavam sob o seu domínio desde quando você parou de usar fraldas. Dependendo da gravidade ou freqüência dos seus problemas, você poderá sentir-se desamparado ou ansioso, especialmente em meio a uma teimosa erupção cutânea. Essas emoções, junto com as freqüentes perturbações em sua vida cotidiana, poderão gerar sentimentos de raiva: raiva do destino, dos médicos, do seu próprio corpo, de todas as toxinas ambientais que poluem o mundo. Aprender a lidar com essa raiva é outro tópico que discutiremos no Capítulo 10.

Depressão. Medo e ansiedade acerca do futuro, frustração constante e perda do controle sobre seu corpo e sua vida podem levá-lo a uma depressão crônica. Sem dúvida você já sentiu pelo menos algumas ondas transitórias de desapontamento, desesperança e diminuição de sua autoestima por causa de seus problemas com as alergias. Para fazer com que seu espírito retorne ao seu correto estado de equilíbrio, você deve primeiramente resolver os problemas físicos relacionados ao seu sistema imunológico e às suas disfunções.

Conforme veremos no Capítulo 2, a medicina ortodoxa oferece atualmente poucas opções duradouras para o tratamento das alergias. Os sintomas e as causas são por demais complexos e variáveis, pelo menos até o momento. A medicina holística, por outro lado, é notavelmente adequada para o tratamento de uma doença como a alergia. Sua visão de saúde baseia-se em estabelecer e manter um equilíbrio interno e em ajudar o corpo a manter sua própria estrutura e função, proporcionando-lhe exercício físico, apoio emocional e todos os nutrientes de que ele necessita.

Os Benefícios dos Cuidados de Saúde Holísticos

Em 1992, o National Institutes of Health, a maior agência patrocinadora de pesquisas médicas do governo federal americano, anunciou a criação do Departamento de Medicina Alternativa. Sua meta continua sendo a de explorar novas abordagens para o tratamento de doenças crônicas como câncer, AIDS, artrite e alergias, para as quais a medicina alternativa oferece limitado tratamento. Em parte, a decisão de abrir o departamento decorreu das crescentes evidências de que um número cada vez maior de americanos buscava modalidades alternativas de assistência à saúde — com ou sem a aprovação de seus médicos ortodoxos — para uma grande variedade de doenças de maior ou menor gravidade. As pesquisas indicam que a medicina alternativa continua a ser um grande negócio: os consumidores americanos gastam mais de 15 bilhões de dólares a cada ano em visitas a homeopatas, acupunturistas, quiropráticos, fitoterapeutas e outros terapeutas holísticos.

Por que existe tanto interesse em teorias e práticas alternativas, especialmente considerando-se que a maioria de nós foi educada para esperar uma "solução rápida"? Na verdade, alcançar a saúde por meio da medicina natural requer tempo e dedicação, especialmente nesta sociedade em que os próprios hábitos da vida diária freqüentemente conspiram para solapar nosso bem-estar físico e espiritual. Trazer o corpo para um estado de harmonia significa proporcionar-lhe o tipo correto de combustível por meio de uma alimentação adequada, massagear seus órgãos e tecidos pela prática de exercícios físicos regulares e permitir que seu ambiente interno descanse e se regenere em paz com a prática da meditação e de outras técnicas de relaxamento.

Por outro lado, existem ocasiões em que a moderna tecnologia e farmacologia médica realizam milagres que salvam vidas. Os antibióticos combatem infecções que, de outra forma, iriam espalhar-se pelo corpo tão rapidamente que seria impossível detê-las apenas com os meios oferecidos pela medicina natural. A remoção cirúrgica de tecido canceroso pode ser necessária para impedir que órgãos essenciais sejam invadidos pelas células anormais. Na qualidade de alguém que sofre com alergias, você sabe o quanto os anti-histamínicos e corticosteróides podem ser eficazes — pelo menos no curto prazo — durante um grave ataque de alergia. No Capítulo 2 vamos explorar em profundidade algumas das maneiras pelas quais a medicina moderna pode e deve ser usada para prevenir a ocorrência de complicações sérias durante um ataque de alergia.

Nesse meio-tempo, talvez valha a pena você refletir sobre as diferenças entre o tratamento das alergias nas tradições alternativas e ortodoxas. Eis aqui algumas questões que você talvez queira considerar.

Medicina Holística

Oferece opções mais seguras de tratamento. A medicina alternativa opera ajudando o corpo a curar-se. Os medicamentos, por outro lado, atuam assumindo as funções do corpo ou aliviando temporariamente o prurido, a dificuldade respiratória ou quaisquer outras expressões físicas que as alergias possam assumir. Seu corpo, portanto, nunca cura-se por completo, sendo meramente compelido a operar de determinada maneira durante a crise fisiológica. Além do mais, os medicamentos muitas vezes têm efeitos colaterais — tais como sonolência e confusão — que em geral não ocorrem quando usamos terapias alternativas, como ervas e estratégias de relaxamento.

Concentra-se no indivíduo e não no problema. Aqueles que praticam a medicina natural reconhecem que cada pessoa que tem alergia desenvolve a doença dentro de um diferente conjunto de circunstâncias. Como existem muitos fatores diferentes que precipitam as alergias, e como existem inúmeras causas subjacentes de disfunção do sistema imunológico, nenhum tipo de terapia irá curá-las. O tratamento do seu tipo específico de alergia ou conjunto de sensibilidades com a medicina alternativa envolve não apenas uma simples prescrição ou operação, mas um plano abrangente que reconheça sua singular constituição emocional, espiritual e física.

Envolve o corpo todo. Segundo a maioria das disciplinas alternativas, os sistemas e órgãos do corpo envolvidos na reação alérgica não existem de forma isolada em relação ao restante do organismo. Eles também não deixam de ser influenciados por emoções, pensamentos ou por estressores externos. O praticante de medicina chinesa, o fitoterapeuta ou o quiroprático olha para a pessoa como um todo — da cabeça à ponta dos pés, física e emocionalmente — quando está tratando qualquer problema, incluindo as alergias. O tratamento do seu caso de febre do feno, por exemplo, pode envolver muito mais coisas do que o seu sistema respiratório. Isso pode muito bem estender-se até o nível emocional e ao modo como você se sente em relação a si mesmo.

Confirma o componente emocional da saúde. Embora pareça claro que o *stress* e as perturbações emocionais exercem um impacto direto sobre a capacidade de o corpo funcionar de forma adequada, a medicina ocidental tem relutado em usar esse conhecimento para prevenir ou tratar doenças. A medicina natural não apenas reconhece o papel que as emoções desempenham na manutenção da saúde como também suas tradições usam esses fatores para criar um plano abrangente de tratamento para virtualmente todas as doenças e condições. Essa abordagem mente/corpo é particularmente útil na cura do seu sistema imunológico. Vários estudos já demonstraram que quanto mais esperança e energia positiva você tiver, maior será a eficácia do sistema imunológico e o número de células por ele produzidas. Conquanto essa informação ainda não tenha sido aplicada ao tratamento das alergias, existem muitas razões para se acreditar que, ao equilibrar sua vida emocional e espiritual, isso irá contribuir para melhorar sua capacidade de lidar com suas alergias e, talvez, até mesmo aumentar sua capacidade de combatê-las.

Ajuda tanto a prevenir como a tratar. A meta da medicina natural é estabelecer e manter o estado natural de equilíbrio do corpo, e não apenas tratar uma condição ou problema isoladamente. Ao trazer seu corpo para um estado de equilíbrio, com o propósito de aliviar as alergias, você poderá estar também fortalecendo-o de muitas outras maneiras. Ao visitar um homeopata para tratar suas alergias, por exemplo, você poderá descobrir que o tratamento também proporciona alívio para um outro problema recorrente de saúde, como um joelho artrítico ou um estômago que sofre por causa de excesso de acidez. Isso acontece porque os remédios ministrados atuam em muitos níveis e sistemas diferentes em todo o corpo. Além disso, quanto mais equilibrado e saudável estiver o seu corpo, menor será a sua vulnerabilidade para o desenvolvimento de outros problemas e doenças.

Ajuda você a encontrar o ritmo natural de saúde. Seu corpo é um notável recipiente no qual ocorrem ações e reações bioquímicas que permitem que você respire, digira o seu alimento, sonhe e tenha esperança. As abordagens naturais em relação à saúde e à cura fazem com que o seu corpo trabalhe do modo como a natureza pretendia que ele o fizesse, sem a necessidade de intervenções artificiais e potencialmente repletas de efeitos colaterais. Além disso, as terapias alternativas tentam criar um relacionamento mais saudável entre seu corpo e o ambiente natural. É provável que você seja encorajado a passar mais tempo ao ar livre, a fazer caminhadas, a meditar sobre o seu lugar no universo e dentro da sua comunidade como parte de seu tratamento considerado de forma mais ampla. Nesse sentido, você provavelmente vai desenvolver um vínculo novo e mais forte com o mundo à sua volta.

Por essas razões, talvez você queira juntar-se aos milhões de americanos que agora estão usando um ou mais remédios naturais para tratar suas alergias e para restaurar a harmonia e o equilíbrio interno do corpo. Este livro destina-se a ajudá-lo a fazer sua escolha entre as diversas abordagens alternativas disponíveis e avaliar quais delas poderão funcionar melhor para o seu caso específico.

Nove Abordagens Naturais para o Tratamento das Alergias

Antes de delinearmos as diversas abordagens tratadas neste livro, precisamos salientar a importância de uma visita a um médico ortodoxo para se obter uma avaliação do seu problema. Ao fazer uso dos recursos diagnósticos da medicina ortodoxa, você poderá excluir problemas médicos sérios, como infecções, doenças auto-imunes mais graves e outros problemas que poderão ser a causa de seus sintomas — e cuja solução talvez requeira um tratamento mais imediato que somente o médico ortodoxo poderá lhe oferecer.

Por outro lado, se você é como a maioria das pessoas que sofrem de alergias, você já terá descoberto as limitações da medicina moderna no que tange ao tratamento dos seus problemas. A boa notícia é que a solução talvez esteja dentro de você mesmo: o próprio corpo poderá curar-se, caso lhe sejam oferecidos os ingredientes necessários e o ambiente adequado para isso.

Estão delineados abaixo nove diferentes tipos de terapia alternativa que são apropriados para o tratamento das alergias. Sob muitos aspectos, todos eles estão inter-relacionados, tendo em comum a busca do equilíbrio e da autocura. Alguns deles, como a fitoterapia e a medicina chinesa, oferecem toda uma filosofia relativa à saúde, bem como estratégias abrangentes para o tratamento das alergias. Outros, como a prática de exercícios físicos e a manipulação do corpo, irão ajudá-lo a estabelecer padrões e hábitos físicos mais saudáveis, permitindo-lhe enfrentar com mais autoconfiança e força espiritual os desafios representados pelas suas alergias. Iremos apresentá-lo às suas teorias e técnicas básicas na esperança de que, caso alguma delas desperte o seu interesse, você possa reservar algum tempo para explorá-las, em maior profundidade, lendo outros livros e consultando terapeutas qualificados.

COMPREENDENDO AS ALERGIAS CAUSADAS POR ALIMENTOS E AS INFLUÊNCIAS DA DIETA

O Capítulo 4 discute a conexão entre aquilo que você come e o modo como você se sente. As alergias alimentares podem causar vários tipos de reações diretas, incluindo náusea, diarréia e vômito, bem como erupções cutâneas, disfunções respiratórias, dores de cabeça e tontura, entre outras. Além disso, uma alergia alimentar pode ser tão sutil a ponto de passar despercebida e, mesmo assim, perturbar todo o sistema imunológico, deixando o corpo vulnerável ao desenvolvimento de alergias a outros alimentos e substâncias. Uma alergia à levedura é um exemplo disso. Além do mais, a proliferação excessiva de leveduras pode tornar-se um problema devido a uma doença ou falha do sistema imunológico. O excesso de levedura não apenas causa desconforto gastrintestinal como também leva o sistema imunológico a tornar-se hiperativo. No Capítulo 4 vamos discutir esses problemas — e algumas soluções — em profundidade e mostrar a você maneiras de melhorar sua dieta com o propósito de aumentar a eficácia do seu sistema imunológico.

ACUPUNTURA E MEDICINA CHINESA

Derivadas de uma tradição que existe há muitos séculos, a medicina chinesa e a acupuntura vêem a saúde não apenas como a ausência de doença, mas também como a existência de um ambiente interno equilibrado e harmonioso. Ela baseia-se na visão de que a humanidade é parte de uma criação mais ampla — o próprio universo — e que, portanto, está sujeita às mesmas leis que regem as estrelas, o solo e o mar. Harmonia e saúde, dentro do corpo e do universo, dependem do cuidadoso equilíbrio de duas forças opostas da natureza chamadas de *yin* e *yang*. Além do mais, uma energia chamada *qi* permeia todo o universo e é a fonte da vida e da força para toda matéria viva.

Na medicina chinesa, todo tipo de assistência à saúde destina-se a equilibrar o *qi* e a harmonizar o *yin* e o *yang*. De acordo com a teoria médica chinesa, as alergias são causadas por uma deficiência ou fraqueza do *qi*. Se o *qi* é deficiente nos pulmões, por exemplo, irão surgir sintomas respiratórios como espirro, tosse seca e chiados. Se o *qi* é deficiente no baço, isso pode produzir acúmulo de muco, congestão nasal e problemas digestivos. Uma deficiência do *qi* relacionada aos rins, por outro lado, pode produzir um esgotamento dos sistemas imunológico e nervoso.

O principal método para liberação do *qi* bloqueado e para a restauração do equilíbrio *yin/yang* é a acupuntura: o uso de agulhas para direcionar o *qi* para órgãos ou funções do corpo ou para dispersá-lo nos locais onde houver excesso. Conforme discutiremos detalhadamente no Capítulo 15, os praticantes da medicina chinesa também fazem uso da fitoterapia, da dieta e nutrição e de uma forma de exercício conhecida como *qi-gong*.

MEDICINA DA ÍNDIA

Baseada num sistema desenvolvido na Índia por volta do século V a.C., a ayurveda, assim como a medicina chinesa, considera a saúde dentro do contexto do universo. No interior do corpo humano existe uma energia universal ou força vital chamada prana. O prana proporciona a todo ser humano vitalidade e resistência para viver em harmonia com o universo e também oferece ao corpo o poder de curar a si mesmo. O equilíbrio e a harmonia dentro do corpo são mantidos pelos chamados *três doshas*, que são as forças vitais que agem sobre as substâncias e os órgãos do corpo. A meta da medicina ayurvédica é manter os três doshas equilibrados, de maneira que o corpo possa funcionar com saúde. Quando eles estão em desequilíbrio, surgem as doenças. A alergia, por exemplo, é muito freqüentemente associada ao dosha conhecido como "kapha", o qual está relacionado à estação do inverno, durante a qual o sistema respiratório tende a tornar-se mais vulnerável à congestão.

No Capítulo 6 você verá de que modo um praticante do ayurveda poderia considerar o seu problema e como ele iria poder tratar suas alergias segundo os princípios ayurvédicos. Esse tratamento inclui dieta, yoga, ervas e exercícios de meditação.

A FITOTERAPIA EM AÇÃO

A fitoterapia e sua prima, a aromaterapia, usam plantas, ervas e outras substâncias naturais — incluindo veneno extraído de abelhas — para estimular o corpo a retornar ao estado de equilíbrio interno que chamamos de saúde. Embora as ervas sejam remédios, elas tendem a ser muito mais seguras do que os medicamentos sintéticos por uma variedade de razões. Elas são menos potentes, mais facilmente reconhecidas pelo corpo como substâncias naturais e, em geral, são usadas em combinações e diluições que minimizam os efeitos colaterais. A fitoterapia é altamente individualizada, e as prescrições fitoterápicas não se baseiam no diagnóstico de uma doença específica — como o de alergia —, mas sim nas necessidades de cada pessoa com base em seus sintomas específicos. Em outras palavras, um fitoterapeuta ou aromaterapeuta poderão tratar o seu caso de febre do feno de uma maneira completamente diferente daquela que seria usada no caso de uma outra pessoa com o mesmo diagnóstico.

Os óleos essenciais usados na aromaterapia exalam fragrâncias que há séculos vêm sendo usadas para tratamento médico. Derivados de plantas, cada óleo tem seu odor característico que estimula uma série de respostas emocionais e psicológicas que, por sua vez, influencia certas reações físicas que ajudam o corpo a curar-se. Os aromaterapeutas sustentam que cada planta tem o seu próprio conjunto de propriedades curativas específicas, dependendo do local e das condições em que ela cresceu. O Capítulo 7 discute o modo como você pode usar ervas e óleos para tratar suas alergias. A *grosso modo*, as ervas são usadas para aliviar os sintomas e também para fortalecer o sistema imunológico.

MANIPULAÇÃO DO CRÂNIO E DA COLUNA VERTEBRAL

O Capítulo 8 apresenta a você dois ramos afins da medicina alternativa: a quiroprática e a osteopatia. Segundo a teoria que está por trás do tratamento quiroprático, a coluna vertebral é a fonte de onde brota a inteligência inata do corpo. Se as vértebras da coluna não estiverem adequadamente alinhadas, essa inteligência não poderá fluir para as outras partes do corpo para assegurar um funcionamento adequado. O realinhamento da coluna, portanto, pode proporcionar alívio tanto para os sintomas como para as causas subjacentes de alergias de todos os tipos — aquelas que afetam a pele, o sistema respiratório, o trato gastrintestinal e o sistema nervoso central.

A osteopatia é um outro sistema que envolve o ajuste do corpo com o propósito de melhorar seu funcionamento e saúde em geral. Os osteopatas recebem o treinamento médico padrão (seu título, doutor em osteopatia, é equivalente ao de um médico), mas sua formação também inclui cursos sobre como ajustar a coluna e outras estruturas do esqueleto para fazer o corpo retornar a um estado de equilíbrio interno. A osteopatia cranial, que se concentra no realinhamento das articulações do crânio, é particularmente útil para aqueles que sofrem de dificuldades respiratórias causadas por alergias.

HOMEOPATIA E ALERGIAS

O Capítulo 9 fala sobre a homeopatia e seu relacionamento com as alergias. Um sistema de medicina que tenta usar o poder de cura do próprio corpo para combater as doenças e manter a saúde, a homeopatia foi desenvolvida no século XIX por um cientista alemão chamado Samuel Hahnemann. Ela baseia-se no princípio de que "semelhante cura semelhante", de que os medicamentos devem ser dados não para se contraporem aos sintomas das doenças, como acontece na medicina ortodoxa, mas sim para estimular o corpo a curar-se. Como as alergias envolvem uma excessiva estimulação do sistema imunológico, os remédios homeopáticos tendem a se concentrar na reversão desse processo.

MEDITAÇÃO: O RESTABELECIMENTO DO EQUILÍBRIO INTERIOR

O Capítulo 10 descreve o relacionamento entre o *stress* e o desenvolvimento ou exacerbação das alergias. Iremos conduzi-lo pelos diversos métodos de meditação e relaxamento desenvolvidos para ajudá-lo a reconhecer e, então, a liberar seu tipo específico de *stress* negativo. Esses métodos incluem o relaxamento progressivo, a visualização orientada e o *biofeedback*, entre outros.

EXERCÍCIOS PARA A SAÚDE E CONDICIONAMENTO FÍSICO

Como as advertências acerca da importância de se praticar exercícios físicos continuam a dominar as manchetes das revistas de saúde, os americanos — e médicos americanos — finalmente estão começando a aceitar o fato de que a prática regular de exercícios é essencial para a saúde. O exercício físico ajuda o intestino a digerir os alimentos de forma mais eficaz, o seu cérebro a permanecer alerta e estimulado, e o seu sistema respiratório a operar em seu nível ótimo.

O seu corpo precisa movimentar-se para manter-se saudável. Seu cérebro, seu coração, seus pulmões, sua pele, seus órgãos internos e músculos necessitam do maior fluxo sangüíneo e da estimulação proporcionados pelo exercício. Movimentar o seu corpo também ajuda a remover os produtos de excreção — incluindo alérgenos em potencial — de todas as células do seu corpo. No Capítulo 11 vamos mostrar-lhes como fazer para que os exercícios tornem-se uma parte regular de sua vida, de modo que você possa condicionar o seu corpo de forma segura e eficaz.

TOQUE CURATIVO: MANIPULAÇÃO DO CORPO E MASSAGEM

No Capítulo 12 você lerá a respeito das diferentes terapias de movimento, consciência e baseadas em massagens, como a técnica de Alexander e o *rolfing*, que procuram tanto aliviar o *stress* e a tensão do momento como também realinhar o corpo, ajudando a produzir equilíbrio, confiança e autoconsciência. A cura por meio do toque tem sido parte das tradições de cura de todo o mundo, há muitos séculos, e você talvez possa obter alívio para os seus sintomas de alergia usando um ou mais desses métodos. Algumas dessas técnicas requerem a participação de um profissional qualificado; outras você poderá aprender a fazer sozinho, com a ajuda de algum tipo de orientação.

Depois desses capítulos sobre os princípios básicos da medicina alternativa, o Capítulo 13 levanta e responde algumas das perguntas mais comuns sobre as alergias e sobre as várias terapias aqui oferecidas para o seu tratamento. Por fim, oferecemos a você uma relação de livros que poderão servir-lhe de orientação, caso você queira explorar em maior profundidade um ou mais métodos delineados neste livro.

Enquanto isso, porém, o próximo capítulo apresenta uma exposição que o ajudará a entender as alergias de uma perspectiva fisiológica. O Capítulo 2 explica exatamente o que acontece no seu corpo — e por que acontece — quando ocorre uma reação alérgica.

"A doença é a retribuição da natureza ultrajada."

Hosea Ballou

Uma Visão Geral dos Aspectos Médicos

2

O corpo humano saudável é, virtualmente, uma fortaleza — uma estrutura autônoma e altamente protegida contra invasores hostis provenientes do mundo exterior. Ele tem uma parede protetora (a pele), uma primeira linha de defesa (os pequenos pêlos do nariz, certas enzimas da saliva) e um exército complexo e organizado que faz o patrulhamento do ambiente interno. Quando funciona adequadamente, essa organização da defesa faz com que o conjunto formado pelos órgãos, tecidos e fluidos do corpo se desenvolva em harmonia. Quando estamos saudáveis, a digestão, a respiração, a imaginação, a emoção e o movimento ocorrem livremente, em grande parte sem a participação de nenhum pensamento consciente e sob a cuidadosa "vigilância" do exército formado pelas células do sistema imunológico. Percorrendo constantemente os vasos sangüíneos e linfáticos de todo o corpo, as células do sistema imunológico tentam assegurar que os inimigos externos não irão perturbar o cuidadoso equilíbrio interior.

Atualmente, parece ser cada vez maior o número de inimigos prontos para invadir o corpo e causar perturbações. Temos de nos proteger não apenas contra os organismos naturais com os quais sempre convivemos — como vírus, bactérias e fungos —, mas também contra uma enorme variedade de poluentes sintéticos no ar, no solo, em nossos alimentos e, até mesmo, em nossos medicamentos. Embora o sistema imunológico tenha evoluído com sucesso e se adaptado a uma miríade de inimigos e estressores, os cientistas atualmente acreditam que muitos de nós sofrem de alergias porque a grande diversidade das substâncias — prejudiciais ou não — que entram no nosso sistema a cada dia simplesmente supera a nossa capacidade de identificá-las e absorvê-las. Não obstante, os sistemas de defesa do corpo permanecem notavelmente eficazes e competentes. Antes de discutirmos exatamente como e por que as coisas podem sair erradas, fazendo o corpo desenvolver uma alergia, vejamos como trabalha um sistema imunológico saudável.

O Sistema Imunológico em Ação

A palavra *imunidade* deriva do termo em latim *immunitas*, que na Roma Antiga significava "dispensar um indivíduo de uma obrigação para servir ao Estado". Atualmente usamos a palavra imunidade de maneira semelhante. Por exemplo: quando um criminoso confesso testemunha diante de uma corte em troca de sua própria liberdade, dizemos que ele goza de "imunidade" e que nenhum processo poderá ser instaurado contra ele. Estar imune a uma doença significa que, de certa maneira, estamos "isentos" de contraí-la. Nosso corpo dispõe de mecanismos específicos para proteger-nos contra ela.

A característica especial do sistema imunológico é a capacidade de reconhecer outras células do corpo. Ele consegue fazer distinção entre os microrganismos nocivos e células cancerosas, de um lado, e as células sadias do próprio corpo, de outro. Em outras palavras, é como se cada célula usasse um uniforme e os guardas em serviço de patrulha — células brancas do sangue, conhecidas como linfócitos — pudessem distinguir um uniforme de outro e saber se a célula em questão é amiga ou inimiga.

Quando uma célula provoca uma resposta do sistema imunológico — isto é, quando linfócitos reconhecem um "uniforme" inimigo — essa célula é chamada de antígeno. Vírus, bactérias, protozoários e fungos são antígenos porque produzem uma resposta do sistema imunológico caso penetrem no corpo. Tecidos e órgãos transplantados e, às vezes, as nossas próprias células (se forem células cancerosas) também são antígenos, porque os linfócitos não as reconhecem como parte do corpo. Os linfócitos reconhecem os antígenos como inimigos e, então, dão início a um processo de defesa contra eles.

Em essência, uma alergia é causada por um "erro de identificação" nesse sistema de defesa. Por motivos que ainda são malcompreendidos, as células do sistema imunológico identificam substâncias inofensivas — como pêlos de gato e pólen — como antígenos e desencadeiam um ataque contra eles. (Quando antígenos inofensivos desencadeiam uma resposta imunológica, eles são chamados "alérgenos".) Os sintomas das alergias, incluindo chiados, espirros e erupções cutâneas representam sinais externos de que o seu corpo está tentando livrar-se daquilo que ele percebe como sendo inimigos perigosos.

Conforme ficará claro nas seções que se seguem, o processo de defesa montado pelo sistema imunológico é notavelmente complexo e — quando funciona de forma adequada — admiravelmente eficaz para proteger o nosso corpo das agressões externas. Mais adiante, neste capítulo, veremos de que modo e por que ocorrem as reações alérgicas. Enquanto isso, vamos ver de que modo o sistema de defesa do seu corpo *deveria* funcionar.

COMPREENDENDO A RESPOSTA DO SISTEMA IMUNOLÓGICO

Existem duas categorias principais de células do sistema imunológico, as células T e as células B, cada uma das quais responde de forma diferente às ameaças representadas pelos antígenos. As células T têm um código molecular na sua superfície que corresponde diretamente a antígenos específicos, o que significa que elas podem destruir as células inimigas por contato. As células T também trabalham em conjunto com outras células do sistema imunológico para estimular ou suprimir a atividade da função imunológica.

As células B, por outro lado, não matam os antígenos diretamente, mas, em vez disso, produzem um tipo de proteína chamada anticorpo ou imunoglobulina. Os anticorpos são o principal mecanismo de defesa contra a maioria dos antígenos. Eles são produzidos quando uma célula B entra em contato com um antígeno (ou alérgeno) que ela reconhece como inimigo. Depois que o antígeno ou alérgeno prende-se à célula B, esta divide-se rápida e repetidamente, criando centenas de novas células (chamadas de plasmócitos) que liberam anticorpos em grande quantidade.

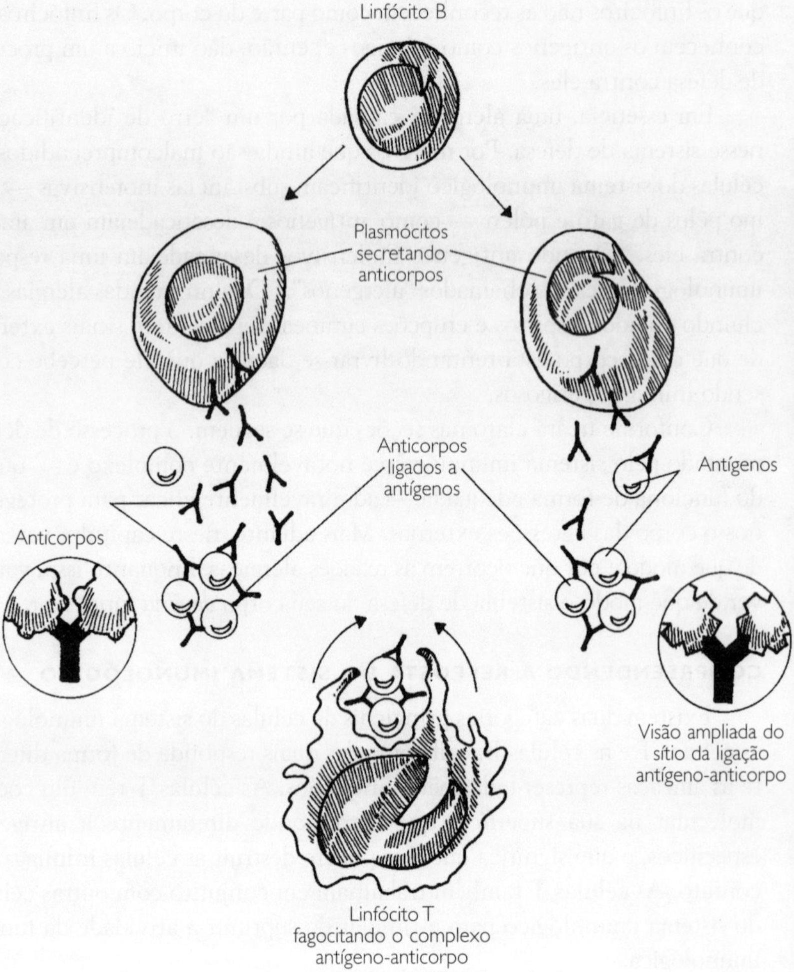

Reações Alérgicas

Uma reação alérgica ocorre no nível celular. Quando entra no corpo, um alérgeno estimula a produção de células chamadas linfócitos B. Os linfócitos B, por sua vez, estimulam a produção de substâncias chamadas anticorpos. Os anticorpos ligam-se aos alérgenos, causando sua destruição.

Os anticorpos tentam neutralizar os antígenos de diversas maneiras. Se o antígeno produz uma toxina, por exemplo, o anticorpo pode ser capaz de neutralizar diretamente a substância nociva. Ou, então, os anticorpos podem forçar os microrganismos inimigos a se agruparem num bloco, fazendo com que sejam rapidamente destruídos por outras células do sistema imunológico.

Terminada a crise que estimulou sua liberação, os anticorpos circulam no corpo por algum tempo e, depois, desaparecem. Ao mesmo tempo que as células B ativadas produzem anticorpos, há também a produção das chamadas *células de memória*. Essas células, conforme seu nome indica, podem reconhecer imediatamente o antígeno específico que motivou inicialmente a sua produção — quer se trate de um vírus do resfriado ou de um alérgeno, como um pêlo de gato. Quando esse antígeno volta a penetrar no corpo, as células da memória rapidamente estimulam uma reação do sistema imunológico. É por isso que, no caso de ser alérgico, depois de entrar em contato com pólen ou pêlo de gato, às vezes decorrem apenas poucos instantes para que seus olhos comecem a lacrimejar ou para que seus brônquios se contraiam: as células do seu sistema imunológico imediatamente reconhecem — ainda que de forma equivocada — algo que é visto como um inimigo e desencadeiam uma rápida resposta contra ele.

COMO ENTENDER A RESPOSTA ALÉRGICA

Os anticorpos são também conhecidos como imunoglobulinas ou Igs. Os cientistas identificaram cinco grandes classes de imunoglobulinas, cada uma das quais atua de um modo ligeiramente diferente contra os invasores externos. Vamos examinar rapidamente cada subconjunto de Igs e, então, iremos concentrar-nos em um tipo que os cientistas acreditam ser responsável pela maioria das alergias mais comuns, a imunoglobulina E, a IgE. O modo como a IgE atua no corpo é que provoca a ocorrência de sintomas alérgicos.

A *IgM* é a maior imunoglobulina em estrutura e o primeiro anticorpo que o organismo produz ao ser desafiado por um antígeno. Ela atua no sentido de aumentar a produção de outros tipos de imunoglobulinas.

A *IgA* é encontrada em todas as secreções do corpo e é o principal anticorpo das membranas mucosas do intestino e dos brônquios, na saliva e nas lágrimas. Ao combinar-se com proteínas na mucosa, ela consegue defender a superfície do corpo contra microrganismos invasores. Ela também contribui para a identificação de substâncias estranhas e, em seguida, para a deflagração da resposta imunológica contra elas.

A *IgD* é uma proteína especializada encontrada em pequena quantidade nos tecidos. Embora a função exata da IgD seja desconhecida, os cientistas descobriram que sua quantidade aumenta durante reações alérgicas ao leite, insulina, penicilina e a várias toxinas.

A *IgG* é talvez a imunoglobulina mais conhecida. Ela combate infecções produzidas por bactérias, fungos e vírus. Sob certas circunstâncias, um médico pode aplicar-lhe uma injeção de IgG para protegê-lo de um organismo a que você foi exposto ou ao qual você poderá vir a se expor. Quando alguém que você conhece tem hepatite, por exemplo, você pode receber um tipo de injeção de IgG chamada gamaglobulina, para que o seu corpo fique mais bem preparado para combater o vírus que causa hepatite, no caso de você ter sido exposto a ele. As moléculas de IgG também parecem estar envolvidas em certas reações alérgicas, incluindo as alergias alimentares. Conforme você verá no Capítulo 4, alguns dos testes de alergias alimentares têm por objetivo as moléculas de IgG.

A *IgE* é a imunoglobulina que se considera estar mais diretamente envolvida nas reações alérgicas. Concentrada nos pulmões, na pele e nas células das membranas mucosas, ela oferece ao corpo sua principal proteção contra antígenos vindos do ambiente.

As moléculas de IgE (e, talvez, de outras imunoglobulinas) reagem a substâncias sob outros aspectos benignas (chamadas alérgenos) como pólen, pêlos de gato e determinados alimentos. Elas atuam agressivamente para remover do corpo os alérgenos invasores e, ao fazê-lo, geram sintomas e reações irritantes e às vezes dolorosos ou, mesmo, mortais. Nas pessoas que têm alergias, os anticorpos IgE a seus alérgenos específicos existem aos milhões.

Quando os anticorpos encontram seus antígenos específicos, eles imediatamente promovem a eliminação de certas substâncias químicas chamadas *mediadores*. O mediador mais conhecido é a histamina. Ela causa as reações alérgicas mais comuns. Liberada no nariz, olhos e nos seios da face, a histamina causa espirros, corrimento nasal e prurido nos olhos. Liberada nos pulmões, provoca estreitamento da luz e intumescimento da parede que reveste internamente as vias aéreas, aumentando a secreção de muco. Na pele, causa erupções e urticárias; e no sistema digestivo provoca dores e diarréia. Um outro glóbulo branco que circula no sangue é chamado de eosinófilo. Quando ocorre uma reação alérgica, o número de eosinófilos aumenta no sangue e nas secreções brônquicas e nasais. Outros mediadores incluem a família de compostos chamados cininas, as quais são liberadas pelo sistema imunológico juntamente com a histamina. As prostaglandinas, leucotrienos e outros mediadores são liberados numa fase posterior da reação alérgica. Cada um deles pode causar outros tipos de reação dentro do corpo, incluindo dores de cabeça, alterações de humor e outros sintomas.

Às vezes, todo o corpo é afetado por uma reação alérgica, condição esta conhecida como choque anafilático. Essa é uma situação médica crítica, que envolve o súbito estreitamento dos vasos sangüíneos e vias aéreas, causando bradicardia, dificuldades respiratórias e, freqüentemente, perda da consciência. (O choque anafilático e seu tratamento será discutido mais adiante neste capítulo.)

Cada alérgeno produz seu próprio conjunto de anticorpos IgE. Por essa razão, uma pessoa pode ser sensível a pêlo de gato, por exemplo, e ser capaz de tolerar muito bem o contato com pólen ou substâncias químicas de uso industrial. Ao mesmo tempo, é perfeitamente possível que alguém tenha muitos anticorpos IgE diferentes e, portanto, seja sensível a grande número de alérgenos.

Conquanto a alergia seja o distúrbio mais comum do sistema imunológico, existem muitos outros. Na verdade, todas as células do sistema imunológico têm de estar presentes e funcionando bem para que você permaneça sadio. Mesmo que um único tipo de linfócito funcione mal, isso pode causar problemas generalizados em todo o corpo. Em alguns casos, há uma falta de certas células do sistema imunológico, uma condição chamada de imunodeficiência. A doença conhecida como AIDS (síndrome da imunodeficiência adquirida) está relacionada a um vírus que ataca e destrói as células T-*helper*. Mais cedo ou mais tarde, a falta de células T-*helper* desorganiza todo o sistema imunológico e deixa o corpo vulnerável a infecções e a outras doenças contra as quais ele, de outra forma, poderia defender-se com relativa facilidade. Um outro tipo de perturbação do sistema imunológico, chamado de auto-imunidade, tem como resultado doenças como a artrite reumatóide e a anemia perniciosa. Nesses casos, o sistema imunológico identifica equivocadamente as próprias células do corpo como sendo inimigas e procura destruí-las. Em determinados tipos de artrite, por exemplo, as células do sistema imunológico atacam o tecido chamado colágeno, o qual reveste as articulações e protege as extremidades dos ossos, impedindo que se desgastem pelo atrito. Quando a deficiência de colágeno ultrapassa um determinado nível, o tecido ósseo pode se perder por causa da fricção e o simples ato de mover uma articulação pode ser extremamente doloroso.

Quanto às alergias, ainda não está claro o que exatamente leva o sistema imunológico a reagir de forma exagerada a determinadas substâncias. Sabemos de fato que o sistema imunológico não trabalha isolado do restante do corpo. O sistema endócrino, que produz hormônios, e o sistema nervoso, que transmite mensagens para e a partir do cérebro, são particularmente importantes — de modo ainda não suficientemente compreendido — para o funcionamento do sistema imunológico. As glândulas adrenais, por exemplo, produzem um hormônio chamado adrenalina (também conhecido como epinefrina). A adrenalina tem a função de preparar o corpo para a resposta de "luta-ou-fuga", aumentando a freqüência dos batimentos do coração e a força de contração muscular e promovendo a dilatação dos brônquios para permitir que mais oxigênio chegue aos pulmões. Com efeito, durante fortes ataques de asma, os médicos dão injeções de adrenalina para relaxar as vias aéreas contraídas e reduzir as obstruções do nariz e da garganta. Conforme será discutido nos Capítulos 8 e 12, os quiropráticos e os especialistas em manipulação do corpo procuram garantir que as glândulas adrenais (localizadas acima dos rins) funcionem adequadamente e, assim, produzam bastante adrenalina de forma natural.

Enquanto isso, vejamos algumas das teorias mais comuns sobre as alergias postuladas atualmente pela ciência médica.

ALERGIAS: CAUSAS E FATORES DE RISCO

Embora os cientistas saibam mais coisas sobre o sistema imunológico e sobre o modo como ele funciona do que jamais souberam antes — e continuem a aprender mais a cada dia, graças à grande quantidade de pesquisas relacionadas com o vírus da AIDS — eles ainda não compreendem perfeitamente por que e como alguém desenvolve alergia. Embora você agora saiba mais sobre o que acontece em seu corpo quando ele entra em contato com uma substância que lhe causa alergia, você sem dúvida ainda se pergunta: Mas por que tenho alergia? O que você realmente está perguntando é: por que meu sistema imunológico está fora dos trilhos? O que fez com que ele se tornasse hipervigilante e hipersensível a substâncias benignas como ambrosia, leite ou perfume? Até o momento, infelizmente, ninguém sabe a resposta a essas perguntas. Entretanto, algumas das teorias sobre as causas das alergias e algumas das razões pelas quais as alergias parecem mais comuns hoje do que em qualquer outra época incluem as seguintes:

Genética. Parece que alguns de nós herdamos de nossos pais uma suscetibilidade ao desenvolvimento de alergias. Isso não equivale a dizer que herdamos diretamente uma alergia a qualquer substância específica. Em vez disso, parece que podemos herdar algum tipo de defeito do sistema imunológico que nos deixa mais vulneráveis a alergias. Sabemos, por exemplo, que alguém cujos pais sofrem de artrite reumatóide — uma doença causada por um defeito relacionado com o sistema imunológico — apresenta um maior risco de desenvolver alergias do que alguém cujos pais não sofrem de nenhum distúrbio do sistema imunológico.

Superexposição a toxinas. Muitos cientistas acreditam que a grande quantidade de poluentes aos quais somos expostos dia após dia, ano após ano — no ar que respiramos, nos alimentos que comemos, na água que bebemos, e até mesmo nas roupas que vestimos — causam tamanha perturbação ao sistema imunológico que ele fica hipersensível e hiperativo, incapaz de fazer distinção entre substâncias nocivas e benignas.

Excesso de estimulação por medicamentos. Uma outra maneira pela qual o sistema imunológico fica "confuso" pelo excesso de estimulação pode muito bem dever-se ao uso exagerado de certos medicamentos, especialmente os antibióticos, usados para tratar infecções bacterianas. Os antibióticos causam uma ampla variedade de efeitos sobre o corpo — nem todos positivos, sendo que muitos deles podem causar ou agravar alergias. Parece que os antibióticos perturbam o equilíbrio interno do corpo, destruindo não apenas as bactérias prejudiciais como também as bactérias úteis. A bactéria *acidophilus*, por exemplo, ajuda a proteger o intestino delgado e a vagina contra infecções por leveduras e, conforme discutiremos posteriormente, a excessiva proliferação de leveduras pode causar diversos tipos de alergias e reações alérgicas. Muitos cientistas acreditam que o uso de antibióticos é o responsável direto pelo desenvolvimento de intolerâncias e alergias alimentares numa etapa mais adiantada da vida.

Problemas alimentares e nutricionais. Aquilo que você come e a maneira como você digere o seu alimento podem ter um grande impacto sobre o modo como seu sistema imunológico funciona e reage a substâncias estranhas. Por exemplo: comer uma quantidade excessiva de um tipo de alimento como trigo ou milho, pode acabar produzindo uma alergia não apenas a esse alimento mas também a alimentos semelhantes. Qualquer deficiência nutricional, incluindo a falta de uma ou mais vitaminas ou minerais essenciais, pode levar a uma debilidade geral do sistema imunológico, prejudicando sua capacidade de funcionar de forma correta.

Um dos problemas nutricionais mais comuns relacionados às alergias é a doença conhecida como *candidíase*, uma infecção produzida por uma levedura conhecida como *Candida albicans*. Esse é um problema nutricional porque a levedura é encontrada em muitos alimentos diferentes. A *Candida* desenvolve-se naturalmente em qualquer organismo humano sadio; enquanto o sistema imunológico a mantém sob controle, ela não causa problemas. Caso o sistema imunológico seja perturbado por alguma razão — porque você está tomando medicamentos imunossupressores para tratar outra doença ou quando você está passando por uma fase de *stress* excessivo, por exemplo, a levedura pode espalhar-se pelo corpo, desafiando o sistema imunológico e, por fim, debilitando-o. Isso pode resultar no desenvolvimento de sensibilidades e alergias — às vezes graves e outras vezes sutis — a uma grande variedade de substâncias.

Stress emocional. Embora certa quantidade de *stress* seja parte normal de nossa vida, períodos prolongados de *stress* podem resultar em esgotamento e perturbação do sistema imunológico. Isto deixa o corpo mais vulnerável a uma variedade de doenças e condições, incluindo uma maior suscetibilidade às alergias. E aqui nos vemos em outro círculo vicioso: o *stress* pode causar ou exacerbar alergias e as próprias alergias aumentam o *stress* físico e emocional imposto ao corpo. É importante, então, controlar a quantidade de *stress* presente em sua vida e escolher maneiras saudáveis de lidar com o *stress* remanescente. Veremos como fazer isso no Capítulo 6.

Tipos de Alergias

Existem tantos tipos de reação alérgica quanto de alérgenos e de pessoas com alergias. De modo geral, no entanto, as alergias podem ser divididas nas seguintes categorias: alergias de pele (incluindo dermatite de contato, dermatite atópica e urticária), alergias respiratórias (incluindo febre do feno/rinite alérgica, alergias a poeira, pêlos de animais e a mofo, e asma), alergias alimentares, alergias a medicamentos e alergias monorgânicas (isto é, alergias a substâncias químicas industriais, pesticidas, substâncias sintéticas e a poluentes do ar). Examinemos cada uma delas.

ALERGIAS DE PELE

A maioria dos americanos é suscetível a alergias ou a reações dermatológicas em alguma fase da vida. O sumagre venenoso e o carvalho venenoso são os culpados mais comuns, causando coceira e erupções bulhosas, mas quase toda substância pode causar uma reação alérgica na pele. As alergias mais comuns da pele acham-se descritas abaixo.

Dermatite de contato (alérgica). Trata-se de uma inflamação da pele causada pelo contato com uma substância irritante (como um ácido ou álcali forte). Estudos mostram que as seis causas mais comuns desse problema são (1) sumagre e carvalho venenosos; (2) parafenilenodiamina, uma substância química usada como corante de peles e couros, na borracha e em gráficas; (3) compostos de níquel; (4) produtos de borracha; (5) etilenodiamina, um conservante de cremes e soluções oftalmológicas; e (6) dicromatos usados como tinta têxtil, em pinturas e no processamento de couro. Algumas das substâncias usadas em cosméticos e desodorantes antiperspirantes também causam erupções cutâneas, e também certos medicamentos, como a penicilina, a novocaína e a estreptomicina.

De modo geral, a dermatite de contato ocorre depois de prolongada exposição a uma substância irritante. Além do mais, a irritação causada pela alergia provavelmente irá se restringir ao local do contato, sem se espalhar por todo o corpo. Se você desenvolve uma dermatite de contato quando está usando uma blusa de lã, por exemplo, a erupção vai aparecer em seu peito, pescoço e costas mas não em suas pernas e pés. Em termos gerais, os sintomas ocorrem dois dias depois da exposição, embora pessoas sensíveis possam desenvolver sintomas em poucas horas.

Dermatite atópica. Também conhecida como eczema, a dermatite atópica ocorre freqüentemente em bebês e crianças, embora possa surgir em qualquer época da vida. Conquanto a dermatite atópica em si não seja uma alergia, cerca de um terço de todas as pessoas que apresentam o problema também desenvolvem alergias respiratórias, como febre do feno e asma.

A dermatite atópica consiste em áreas de pele seca, espessa e extremamente pruriginosa. Muito freqüentemente ela afeta a pele atrás dos joelhos e nas dobras do cotovelo. A coceira persistente é o sintoma mais relevante.

Urticária. São erupções pruriginosas caracterizadas por vergões elevados, avermelhados e intumescidos. Essas lesões geralmente são múltiplas e podem durar desde alguns poucos minutos a vários dias. Elas muitas vezes pioram ou se espalham quando você as coça.

As urticárias também podem vir acompanhadas de inchaço em certas partes do corpo, como língua, lábios e pés. Os vergões causados pela urticária podem aparecer em um lugar do corpo e desaparecer logo em seguida, reaparecendo num outro lugar. Sentimentos de medo, depressão, pânico e ansiedade muitas vezes acompanham um caso de urticária.

Uma em cada cinco pessoas sofre de urticária em algum momento da vida. Várias substâncias e situações podem causá-la, desde alimentos a picadas de insetos, de nervosismo a *stress*. Peixes, ostras e leite são os alimentos mais comumente envolvidos em reações alérgicas que produzem urticárias; penicilina e aspirina são os principais medicamentos ligados ao aparecimento do problema; e pêlos de gato, pólen e picadas de insetos são outros responsáveis.

DICA PARA ALÉRGICOS

Se você sofre de alergia alimentar, certifique-se de ler todos os rótulos cuidadosamente e não se deixe enganar por aqueles que afirmam que o produto é "puro", "natural" ou "100% natural". Uma leitura cuidadosa das letras miúdas pode revelar ingredientes artificiais, como corantes, flavorizantes e conservantes — e qualquer deles pode causar reação alérgica em um indivíduo suscetível.

ALERGIAS RESPIRATÓRIAS

As alergias do trato respiratório muito freqüentemente produzem sintomas semelhantes àqueles de uma gripe, incluindo congestão de vias nasais, coriza, chiados e espirros. Para algumas pessoas, esses sintomas aparecem apenas durante a estação do pólen, a qual pode estender-se do começo de abril até novembro, na maioria das regiões dos Estados Unidos. Para outras, os sintomas manifestam-se apenas no inverno, quando as casas e escritórios ficam fechados, fazendo com que se acumulem substâncias irritantes, como poeira, mofo, ácaros e outros alérgenos carregados pelo ar. Outros, ainda, sentem os sintomas sempre que entram em contato com pêlos de animais. Embora a maior parte das alergias respiratórias represente respostas do sistema imunológico a alérgenos carregados pelo ar, algumas também podem desenvolver-se em resposta a alimentos e a substâncias químicas.

Rinite alérgica e febre do feno. Embora os termos "rinite alérgica" e "febre do feno" sejam muitas vezes usados indistintamente, existem diferenças sutis entre os dois problemas. A febre do feno é causada pelo pólen de certas flores, que, em geral, só está presente na primavera e no outono. A febre do feno, portanto, tende a ser um problema sazonal. A rinite alérgica, por outro lado, afeta indivíduos suscetíveis ao longo do ano todo. As pessoas que têm rinite alérgica podem apresentar uma suscetibilidade não apenas ao pólen, mas também a bolores, fumaça, perfumes e a qualquer substância química industrial, entre outras. Além disso, diversos alimentos, desde leite e trigo a nozes e mariscos, também podem causar sintomas semelhantes aos da febre do feno.

Ao mesmo tempo, as pessoas com rinite alérgica e febre do feno têm muito em comum no que diz respeito aos sintomas apresentados, incluindo obstrução nasal, espirros, coceira nos olhos e gotejamento pós-nasal. Acessos de espirros violentos e repetidos também são comuns. Em geral os ataques de febre do feno e rinite alérgica duram de 15 a 20 minutos e ocorrem várias vezes ao dia.

Alergia a mofo, pêlos de animais e a poeira. Muitas pessoas são alérgicas não apenas ao pólen, mas a outros alérgenos inalados, como mofo, pêlos de animais e ácaros que vivem na poeira doméstica. O bolor é encontrado ao ar livre, durante o verão e no início do inverno, sendo carregado pelo vento. Bolores comuns incluem *Alternaria* e *Hormodendrum*. Bolores de ambientes internos desenvolvem-se em locais úmidos e escuros, bem como em móveis estofados, tapetes, camas, animais empalhados e livros. Bolores comuns de ambientes internos incluem *Penicillium*, *Aspergillus* e *Rhizopus*.

Os minúsculos insetos microscópicos que vivem na poeira causam reações alérgicas em milhões de pessoas. Os ácaros também podem ser encontrados em móveis, cobertores, carpetes e cortinas. Por fim, o pêlo dos animais está entre os alérgenos mais resistentes e problemáticos. Contrariamente à crença popular, não são os pêlos ou penas que causam as reações alérgicas, mas as escamas que se soltam da pele, penas e pêlos de animais e aves.

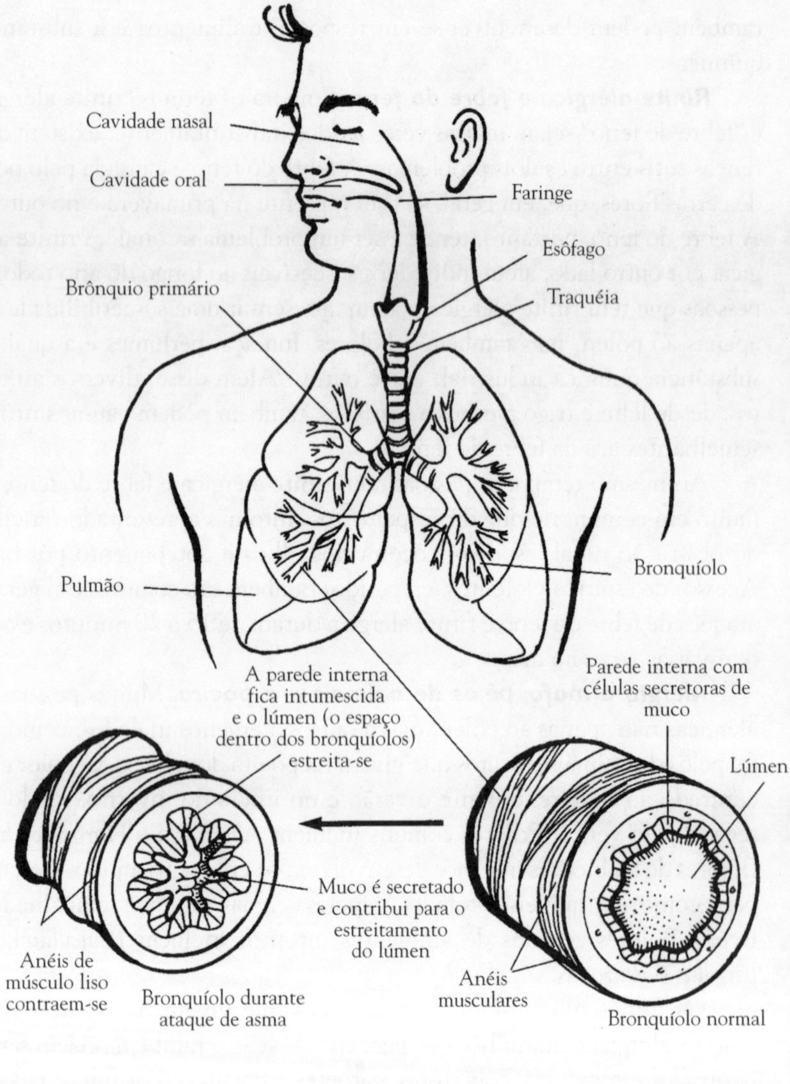

Um Ataque de Asma

Quando ocorre um ataque de asma, os tubos brônquicos contraem-se e enchem-se de muco. Isso produz os chiados e as dificuldades respiratórias experimentados durante um ataque de asma alérgica.

Asma. Caracterizada por chiados, aperto no peito, tosse e dificuldade para respirar, a asma muitas vezes está relacionada e é agravada por alergias a pólen, esporos de bolor e outras substâncias inaladas. Além do mais, as alergias a medicamentos (especialmente penicilina e aspirina) são reconhecidamente uma das causas dos ataques de asma. Por razões ainda malcompreendidas, algumas pessoas têm ataques de asma quando fazem exercícios físicos, especialmente quando está frio.

A asma atinge mais de 10 milhões de americanos. A maioria daqueles que têm asma são crianças, muitas das quais superam o problema durante a adolescência, embora a asma possa desenvolver-se em qualquer idade.

OUTROS SINTOMAS E REAÇÕES

Além dos sintomas mais comuns descritos acima, uma alergia a qualquer tipo de substância pode resultar em uma ou mais das seguintes reações:

Choque anafilático. A mais grave das reações alérgicas e potencialmente mortal, a anafilaxia ocorre na maioria das vezes em pessoas que têm uma história de alergia e, portanto, suas células de memória estão prontas para produzir uma reação alérgica imediata e disseminada tão logo um alérgeno é detectado. A anafilaxia causa uma constrição ou estreitamento das vias aéreas e dos vasos sangüíneos, produzindo dificuldades respiratórias, pulso rápido, queda da pressão arterial e, até mesmo, colapso cardiovascular e choque. A anafilaxia é uma emergência médica grave que requer uma injeção imediata do hormônio epinefrina, que abre as vias aéreas e os vasos sangüíneos. Ela também é tratada com oxigênio, anti-histamínicos e esteróides, entre outras medicações. Pessoas que tenham apresentado graves reações alérgicas a picadas de insetos ou a outros alérgenos devem carregar *kits* de emergência contendo adrenalina.

Dores de cabeça. Qualquer tipo de dor de cabeça pode ser causado por reações alérgicas. Certos alimentos em particular têm sido arrolados como freqüentes desencadeadores de enxaqueca e de dores de cabeça do tipo enxaqueca. Vinhos tintos, alimentos que contêm a substância tiramina (incluindo chocolate e queijos maturados), glutamato monossódico e outros aditivos alimentares são na maioria das vezes os responsáveis pelo aparecimento do problema. Entre os fatores desencadeantes não alimentares estão a fumaça de cigarro e outros poluentes, pólen, poeira e escamas de animais.

Problemas gastrintestinais. Grande número de alergias pode causar perturbações estomacais, excesso de gases, constipação, diarréia e outros problemas gastrintestinais. Embora seja mais provável que as alergias alimentares venham a ser as causas dos sintomas, sempre que a histamina ou algum outro mediador é liberado no corpo isso pode também afetar o sistema digestivo.

Letargia, irritabilidade, depressão e outras perturbações do humor. Mesmo entre os médicos ortodoxos, está se prestando cada vez mais atenção ao relacionamento entre alergias e distúrbios do humor. Agora compreendemos de que maneira o açúcar, em especial, afeta o modo como nos sentimos: a onda de energia e a euforia produzidas pelo açúcar estão bem documentadas. Atualmente, porém, parece que qualquer substância tem a capacidade potencial de causar alergia ou outra reação de hipersensibilidade que resulte em variações e perturbações do humor.

Embora os médicos ortodoxos provavelmente estejam propensos a não considerar as variações do humor como parte de uma síndrome alérgica, é importante que você tenha consciência de que aquilo que você come ou deixa de comer, bem como aquilo que você inala ou toca, podem afetar-lhe o espírito e o modo como você se sente. Felizmente, se você optar por explorar uma ou mais das alternativas discutidas neste livro, é provável que todo o seu eu — corpo e mente — vá se beneficiar.

Diagnóstico Ortodoxo

Agora que você leu sobre o que acontece dentro de seu corpo durante uma reação alérgica e sobre algumas das razões pelas quais você talvez tenha alergias, podemos seguir em frente e ver de que maneira a moderna medicina ocidental diagnostica e trata seus sintomas.

Muito provavelmente você já procurou um médico — ou dois ou três — na esperança de encontrar algum alívio para os seus problemas. Talvez as soluções oferecidas a você tenham sido insatisfatórias e você ainda não se sentiu bem, mesmo depois de ter recebido o tratamento ou, então, é possível que o medicamento que você tomou para as suas alergias tenha causado muitos efeitos colaterais indesejáveis. Nos capítulos que se seguem, vamos explorar várias abordagens mais naturais e holísticas para o tratamento das alergias.

Por enquanto, devemos observar que, se você ainda não procurou um médico ortodoxo para fazer uma avaliação dos seus sintomas, então você deve marcar uma consulta o mais cedo possível. Sem pretender alarmá-lo indevidamente, existem alguns problemas médicos sérios que podem produzir sintomas semelhantes aos das alergias, incluindo infecções virais e bacterianas e certos tipos de câncer. Excluir essas possibilidades e identificar com a maior precisão possível quais são os alérgenos que o afetam, e o modo como o fazem, estão entre as razões pelas quais você deveria procurar o seu médico caso apresente sintomas alérgicos e ainda não tenha recebido um diagnóstico oficial.

Se você for como a maioria das pessoas, o médico da família será o primeiro a observar os seus sintomas. Dependendo da gravidade da doença e/ou do nível dos seus conhecimentos, ele poderá encaminhá-lo a um imunologista, um especialista plenamente treinado em medicina interna e que estudou doenças como as alergias por mais dois ou três anos. Além disso, você também pode vir a procurar outros médicos em busca de tratamento, como um dermatologista (para alergias relacionadas à pele, como dermatites e eczema), um reumatologista (para problemas sistêmicos correlatos, como a artrite), e/ou um especialista em olhos, nariz e garganta, conhecido como otorrinolaringologista (para rinite, asma e outros sintomas respiratórios).

Imunologia, dermatologia, reumatologia, otorrinolaringologia — a lista de especialidades envolvidas no tratamento das alergias é bastante extensa. Na verdade, isso salienta um aspecto crucial da doença, tal como ela é vista pela medicina ortodoxa ocidental. De acordo com essa perspectiva, cada parte do corpo é considerada como uma entidade distinta e isolada, em grande parte sem relação com as demais. A medicina alternativa, por outro lado, vê o corpo como um todo integrado: fazer distinção entre um problema que causa erupções cutâneas e outro que provoca dores nas articulações — simplesmente porque envolvem diferentes regiões do corpo — é considerado um procedimento arbitrário e sem sentido no âmbito dessas tradições. Talvez ainda mais importante, a medicina alternativa não faz uma clara distinção entre o físico e o emocional. Na verdade, um terapeuta adepto da medicina alternativa provavelmente irá considerar que o estado de sua saúde mental e emocional é tão importante quanto o estado de sua saúde física.

Apesar do que poderiam ser consideradas limitações da abordagem ortodoxa em relação a um problema crônico como as alergias, a medicina moderna de fato oferece as melhores ferramentas tecnológicas para a realização de um diagnóstico — pelo menos de uma perspectiva puramente mecânica. Quando você visita o seu médico para fazer uma avaliação, você provavelmente passará por um exame que irá levar em conta alguns ou todos os seguintes itens:

Histórico médico. O primeiro passo em quase todo exame médico, ortodoxo ou alternativo, consiste em perguntas formuladas pelo médico ou terapeuta a respeito de seu estado de saúde atual, ocorrências do passado e do histórico médico de sua família. Ele também irá investigar aspectos do seu modo de vida — que tipo de trabalho você faz (especialmente no que tange a alérgenos em potencial presentes em seu ambiente de trabalho), seus *hobbies*, o nível de *stress* sob o qual você vive e o tipo de alimentação que você normalmente tem, entre outras coisas.

Depois que você e seu médico conversarem sobre esses assuntos e discutirem aspectos do seu histórico médico (incluindo tratamento de doenças anteriores não-relacionadas com as alergias), ele talvez resolva aplicar-lhe um ou mais dos seguintes testes de alergia:

Testes dermatológicos. O teste mais comum para as alergias IgE é o teste de reação alérgica, para o qual existem diversos métodos. Em um teste, o médico coloca uma pequena quantidade do alérgeno suspeito sobre a pele do antebraço ou da parte superior do braço e, então, espeta ou arranha a área para introduzir o alérgeno sob a superfície da pele. Um outro método envolve a injeção de uma pequena quantidade de um alérgeno diretamente dentro da pele. Os resultados são verificados dentro de 15 a 20 minutos. Se houver intumescimento ou vermelhidão, o teste é considerado positivo para esse alérgeno. Deve-se observar, porém, que os testes de reação alérgica estão longe de serem à prova de falhas. Você pode ter um teste positivo para um determinado alérgeno e, no entanto, não apresentar nenhuma reação a ele na vida cotidiana. O inverso também é verdadeiro: você pode não apresentar nenhuma reação no teste de pele mas ser altamente sensível ao alérgeno fora do consultório médico. De modo geral, os testes de pele são mais apropriados para detectar alérgenos carregados pelo ar e inalados, sendo pouco úteis para detectar as alergias alimentares.

RAST. O teste de captação de alérgenos radioativos (em inglês, *radioallergosorbent test*) mede a quantidade de anticorpos específicos para Ig presentes em seu sangue. Uma amostra de sangue é enviada a um laboratório, onde é exposta a alérgenos marcados radioativamente. Um aparelho de detecção de radiação é então usado para verificar se o sangue tem anticorpos contra o alérgeno. O teste *RAST* para detecção de anticorpos para IgG é útil na detecção de alergias alimentares.

Outros testes. Como um crescente número de alergologistas — tanto ortodoxos como alternativos — reconhecem que as alergias e seus sintomas são muitas vezes sutis e difíceis de detectar, novos testes foram desenvolvidos. Num desses testes, um extrato de alimento é injetado sob a pele. Em vez de procurar uma reação alérgica na pele, o terapeuta busca sintomas de desconforto, irritabilidade, sonolência ou febre.

Talvez a maneira mais confiável e barata de descobrir se você é alérgico a uma substância seja eliminar essa substância de sua vida e verificar se os sintomas desaparecem. Obviamente, se você for alérgico a vários tipos de substâncias químicas, ou se você não tiver nenhuma suspeita acerca da substância que pode estar lhe causando problemas, essa pode ser uma tarefa extraordinária e, talvez, impossível. Não obstante, muitos médicos, tanto ortodoxos como alternativos, acabam recorrendo a essa estratégia para reduzir o número de alérgenos suspeitos de serem os responsáveis por sua sensibilidade.

Feito isso, o seu médico pode sugerir alguns métodos de tratamento. Infelizmente, os cientistas ainda não descobriram uma maneira de realinhar e reequilibrar o sistema do corpo que mais necessita de reparos: o sistema imunológico. Em vez disso, a maioria dos remédios para alergia concentra-se no alívio dos sintomas, muitas vezes à custa da sensação geral de saúde e bem-estar.

Tratamento das Alergias

Ao longo deste livro você vai encontrar uma variedade de sugestões úteis para ajudá-lo a evitar os alérgenos em sua vida. É importante, por exemplo, manter os seus sistemas de condicionamento de ar tão limpos quanto possível se você quiser evitar a recirculação de substâncias irritantes em sua casa ou escritório. Na verdade, evitar os alérgenos é o método mais natural de tratamento de alergia, e quanto mais o seu ambiente estiver livre de alérgenos, tanto melhor — recomendação essa que lhe será dada tanto pelos médicos ortodoxos quanto pelos praticantes de medicina alternativa.

Entrementes, é provável que um ou mais dos medicamentos seguintes lhe tenham sido prescritos para ajudar a aliviar seus sintomas. Embora não pareça haver mal algum em usá-los ocasionalmente, por um curto período, cada um deles tem o seu próprio conjunto de efeitos colaterais e você precisa estar atento a isso.

Anti-histamínicos e descongestionantes. Para aqueles que sofrem de alergias relacionadas a sintomas respiratórios, o primeiro tratamento em geral envolve anti-histamínicos, que reduzem a ação da histamina no corpo, e descongestionantes, que reduzem o intumescimento e a obstrução das vias nasais. Todavia, esses dois tipos de medicamentos têm efeitos colaterais desagradáveis. Os anti-histamínicos freqüentemente causam sonolência e tontura, enquanto os descongestionantes muitas vezes provocam nervosismo e náuseas. Se tomados por um longo período de tempo, os descongestionantes podem causar uma reação contrária, agravando os sintomas em vez de aliviá-los. Como os descongestionantes produzem constrição dos vasos sangüíneos, eles devem ser evitados por pessoas com hipertensão arterial e doenças vasculares.

Corticosteróides. Esses poderosos medicamentos antiinflamatórios podem ser usados de diversas formas, incluindo injeção, comprimido, *spray* nasal e creme. Vendidos na maioria das vezes mediante apresentação de receita médica, eles podem ser úteis no tratamento de sintomas de alergia, mas apresentam sérios efeitos colaterais. Fraqueza muscular, adelgaçamento da pele, aumento da pressão arterial e ganho de peso são apenas alguns dos efeitos colaterais comuns do uso prolongado de corticosteróides.

Cromoglicato de sódio. Um medicamento não-corticosteróide usado principalmente para alergias respiratórias, esse remédio acha-se disponível para uso oral, como *spray* nasal, colírio ou para inalação pulmonar. Os médicos freqüentemente o prescrevem antes da estação alérgica porque ele precisa ser usado por várias semanas antes que os seus efeitos se tornem aparentes. Ele funciona envolvendo os mastócitos e, assim, impedindo que a IgE de sua superfície promova a liberação de histamina.

Imunoterapia. Esse tipo de tratamento procura dessensibilizar o sistema; uma série de injeções contendo o alérgeno são ministradas ao longo de um período de vários meses. Em teoria, você vai se tornar menos alérgico à substância irritante conforme o tempo passa e seu corpo vai se acostumando a ela. Entretanto, o processo é caro, demorado e não resolve o problema em mais de 30% dos casos.

Como você pode ver, as opções de tratamento seguras e eficazes para as alergias são muito poucas. No próximo capítulo você verá de que modo outras escolas de medicina, incluindo aquelas que se desenvolveram na China e na Índia, vêem o processo e o tratamento das doenças alérgicas.

"Nenhuma doença que possa ser tratada por dieta deveria ser tratada por quaisquer outros meios."

Moses Maimonides

3

A Escolha de uma Alternativa

Acupuntura. Fitoterapia. Homeopatia. Manipulação corporal. Há apenas uma década, tais alternativas às técnicas ortodoxas de diagnóstico e tratamento formavam um nicho relativamente pequeno no mercado de assistência à saúde nos Estados Unidos. A maioria do público americano — para não dizer os profissionais da medicina — parecia não ter conhecimento ou não estar interessada em explorar esses métodos menos "*high-tech*" de tratamento de doenças.

Conforme mencionamos no Capítulo 1, em 1992 ocorreu uma ruptura, quando o National Institutes of Health, a principal instalação de pesquisa médica dos Estados Unidos, criou o Departamento de Medicina Alternativa. Ao tomar a decisão de destinar recursos para examinar os méritos das técnicas de cura holísticas, o NIH foi sem dúvida influenciado por relatos de que era cada vez maior o número de americanos que estavam começando a experimentar a medicina alternativa. Com efeito, apenas em 1995, mais de um terço de todos os americanos usou alguma forma de medicina alternativa como parte de sua estratégia global de cuidados com a saúde. Em conseqüência, o NIH, agências privadas e as faculdades de medicina estavam agora tentando "pegar a onda". Mais de vinte faculdades de medicina agora oferecem algum curso de medicina holística e alternativa aos seus alunos.

Entre aqueles que mais irão se beneficiar com a crescente compreensão dos princípios da medicina alternativa estão os milhões de homens, mulheres e crianças que sofrem de alergias. A medicina alternativa, com sua ênfase em restaurar o equilíbrio e a harmonia, oferece-lhe uma grande variedade de opções naturais. Enquanto você procura um meio de aliviar os seus sintomas de alergia, essas opções também lhe proporcionam oportunidade de explorar diferentes filosofias acerca do verdadeiro significado da saúde. Em vez de se limitar meramente a mascarar os sintomas das alergias, você talvez possa ajudar o seu corpo a voltar a um estado de equilíbrio.

Todavia, você deve estar consciente de que, ao optar por tratar suas alergias de forma natural, você precisará dedicar mais tempo e energia à sua saúde do que em qualquer outro momento do passado. Além do mais, você talvez considere determinados aspectos dos cuidados de saúde alternativos um tanto estranhos e, pelo menos no começo, algo desconfortáveis. A maioria das formas de terapia alternativa, por exemplo, requer que você adquira um conhecimento mais íntimo do seu corpo por meio de exercícios e massagens. Você talvez tenha de se acostumar com o fato de que um terapeuta vai examinar o seu corpo de uma maneira diferente daquela que o seu médico usou no passado.

Para obter o maior benefício possível da medicina natural, você precisará aprender a relaxar por completo seu corpo e mente. Para muitas pessoas, esta experiência envolve a exploração de questões emocionais e espirituais que têm sido ignoradas ou suprimidas há muitos anos. Embora empolgante e, em última análise, libertador, esse trabalho requer uma quantidade extra de motivação e, muitas vezes, a orientação de um profissional treinado.

Se você for como a maioria das pessoas que escolheram substituir ou suplementar os cuidados de saúde ortodoxos com abordagens mais naturais, os benefícios que você irá colher compensarão amplamente o esforço físico e emocional investido. Em virtude dos desafios inerentes a isso, todavia, é importante que você conheça em linhas gerais as várias terapias alternativas antes de começar a explorá-las em maior profundidade. O teste seguinte vai ajudá-lo a selecionar algumas das perguntas que você talvez queira fazer sobre a medicina alternativa e sobre o modo como ela poderia encaixar-se em sua vida.

Seu Questionário em Medicina Alternativa

As perguntas deste questionário concentram-se em quatro diferentes categorias que você deve considerar ao buscar uma abordagem alternativa tanto para o tratamento de sua alergia como para a sua saúde de modo geral. As perguntas da Parte A dizem respeito aos aspectos *físicos* dos cuidados com a saúde; a Parte B trata de *dieta* e *nutrição*; a Parte C ajuda você a concentrar-se em seu lado *emocional* e *espiritual*; a Parte D aborda questões *práticas*, tais como os aspectos financeiros e o acesso a recursos alternativos de assistência à saúde.

Responda sim ou não a essas dezesseis perguntas e, depois disso, consulte o guia de respostas que vem a seguir para descobrir o que você deve buscar ou tentar evitar ao escolher uma terapia alternativa.

Parte A

1a. Gosto de ser massageado e tocado por um terapeuta qualificado. ______

2a. Estou disposto a suportar algum desconforto durante o tratamento. ______

3a. Tolero bem as agulhas. ______

4a. Gosto de exercícios físicos ou estou disposto a incorporá-los à minha vida no futuro. ______

Parte B

1b. Estou disposto a mudar minha alimentação. ______

2b. Estou disposto a aprender mais sobre nutrição. ______

3b. Preparo a maioria das minhas refeições em casa. ______

4b. Aceito o fato de que as vitaminas e minerais são úteis no tratamento das doenças. ______

Parte C

1c. Estou disposto a aceitar a idéia de que as emoções influenciam a saúde e a cura. ______

2c. Estou disposto a explorar meus sentimentos. ______

3c. Compreendo que a recuperação da saúde do meu corpo irá requerer tempo e esforço.

4c. A meditação já faz parte da minha vida ou gostaria que isso acontecesse no futuro. ______

Parte D

1d. Tenho fácil acesso a um ou mais terapeutas alternativos. ______

2d. Tenho tempo e desejo elaborar e cumprir uma agenda de visitas a um terapeuta alternativo. ______

3d. Tenho alguma disponibilidade financeira para pagar por tratamentos alternativos. ______

4d. Posso aceitar tratamentos cuja eficácia não foi comprovada cientificamente. ______

O GUIA DE RESPOSTAS

Dê uma olhada em suas respostas. Você poderia responder "sim" à maioria das perguntas? Houve alguma categoria em que você respondeu a diversas perguntas com um "não"? Conforme você verá no guia que se segue, suas respostas a essas perguntas irão ajudá-lo a descobrir o tipo ou os tipos de terapia natural mais adequados à sua própria personalidade e às suas necessidades pessoais.

A. O físico. Muitas abordagens naturais de cuidados com a saúde irão exigir que você estabeleça um novo relacionamento com o seu corpo e, em alguns casos, com o seu médico ou terapeuta. Se você não gosta de ser tocado pelo seu médico, então as terapias que se concentram em massagens ou em outros tipos de manipulação física talvez não sirvam para você. A não ser que você acredite ser capaz de aprender a superar essa aversão, talvez seja melhor para você evitar as medicinas chinesa e ayurvédica, a manipulação corporal, as massagens e a quiroprática — todas elas usam amplamente a terapia física. Da mesma forma, se você tiver medo de agulhas, então a acupuntura pode não despertar o seu interesse, exceto se você puder livrar-se facilmente dos seus receios. Manter-se tenso e sentir-se pouco à vontade irá dificultar a obtenção do estado de equilíbrio e relaxamento que é a meta da medicina natural.

Entretanto, se uma ou mais dessas terapias lhe interessarem, você talvez queira trabalhar alguns dos seus temores e aversões com a ajuda de um terapeuta compreensivo. Ele talvez possa ajudá-lo a usar a filosofia que está por trás do tratamento sem que você tenha de submeter-se a qualquer tipo de terapia com o qual você não se sente à vontade.

Por fim, você deve realmente ser capaz de responder à Questão 4 com um sim, quer você sofra ou não de alergias. O exercício deve tornar-se parte de sua vida se você pretende permanecer ativo e saudável pelo resto de seus dias. Dependendo da gravidade de suas alergias e de seus sintomas, você talvez chegue à conclusão de que a prática de exercícios é demasiado tediosa, cansativa e que produz o agravamento de sua doença. No fim das contas, porém, trocar os exercícios físicos por um constante descanso significa correr um grande risco; você provavelmente vai tornar-se letárgico e desanimado, sentindo-se mais doente, de fato, do que durante os episódios de alergia.

B. Nutricional. Conforme discutiremos em maior profundidade no Capítulo 4, a questão dos alimentos e das alergias é controvertida e de importância crucial, havendo muitos níveis a serem considerados. Primeiramente, existem as próprias alergias alimentares. O corpo pode considerar como invasores nocivos os alimentos que você ingere e, assim, estimular o sistema imunológico a reagir. Em segundo lugar, certas perturbações ou irregularidades do trato gastrintestinal podem contribuir para o desenvolvimento de toda uma série de reações alérgicas, perturbando o equilíbrio interno que normalmente obtemos com os alimentos que consumimos. Em terceiro lugar, mesmo as alergias alimentares mais moderadas podem comprometer a saúde do sistema imunológico como um todo, preparando o caminho para um grande número de outros tipos de alergia, incluindo asma induzida por exercícios, eczema e dores de cabeça crônicas. Por fim, manter-se em forma e saudável, reduzindo o consumo de gorduras, ingerindo fibras, eliminando (ou limitando) o açúcar e a cafeína são apenas algumas das modificações alimentares que você precisa fazer para trazer o seu corpo para um estado de equilíbrio. Cabe a você e a seu terapeuta discutirem as questões nutricionais que se aplicam ao seu caso.

C. Emocional. Talvez a diferença mais importante entre a medicina ortodoxa e a alternativa seja o modo como essas filosofias consideram o aspecto emocional da vida e da saúde. Para compreender e, então, tratar o seu caso específico de alergia, por exemplo, um terapeuta holístico poderá fazer-lhe perguntas sobre o seu senso de auto-estima, sua família, seus relacionamentos profissionais e sobre sua capacidade de lidar com o *stress* em sua vida. Os terapeutas alternativos consideram essas questões como sendo tão importantes quanto qualquer sintoma físico para a obtenção de um diagnóstico preciso e a criação de um plano de tratamento eficaz. Como o equilíbrio emocional é uma meta básica da medicina natural, você poderá administrar melhor suas alergias se puder aprender a reduzir os níveis de *stress* em sua vida. Para isso, porém, você precisará investir tempo e energia em uma área de sua vida que anteriormente você talvez tenha negligenciado.

D. O prático. Além de os fatores pessoais poderem conduzi-lo a uma determinada forma de tratamento alternativo de saúde, existem questões práticas que também precisam ser consideradas. A mais importante delas é a sua possibilidade de ter acesso a recursos alternativos. Se você precisa dirigir durante várias horas para consultar um homeopata ou acupunturista, por exemplo, o tratamento de um problema crônico que use esses métodos talvez não seja factível. O tempo é outra consideração importante. Muitas terapias holísticas requerem visitas mais freqüentes a um terapeuta do que você está acostumado a fazer. A acupuntura e a quiroprática destacam-se por exigirem uma grande disponibilidade de tempo, pois em geral são necessárias visitas freqüentes e contínuas, particularmente no início do tratamento. O dinheiro é um outro obstáculo para algumas pessoas, pois a maior parte dos seguros de saúde ainda não cobre a medicina alternativa.

Por fim, uma outra questão prática que você deve considerar é o seu compromisso com o processo de cura natural. Muitas terapias alternativas, a despeito de serem praticadas há séculos em outras culturas, não tiveram sua eficácia comprovada de acordo com determinados padrões da medicina ocidental. (Ao mesmo tempo, no entanto, muitos medicamentos ocidentais não tiveram sua eficácia realmente "comprovada" — qualquer um que tenha tomado uma aspirina para uma dor de cabeça pode atestar o fato de que às vezes ela funciona e outras não.) Se você é o tipo de pessoa que sente necessidade de compreender a base científica de uma terapia, antes de usá-la, muitas dessas alternativas talvez não sejam do seu interesse no momento. A homeopatia, por exemplo, baseia-se numa compreensão do processo de saúde e cura que é muito diferente daquela proporcionada pelo modelo médico convencional. Se você escolher um tratamento homeopático para as suas alergias, você deve estar disposto a aceitar os resultados sem compreender plenamente o processo.

Conforme você pode observar, a escolha do tipo de medicina alternativa mais adequado para o seu caso envolve a adoção de novas maneiras de encarar sua vida, seu corpo e seu espírito. A boa notícia é que, como os remédios naturais são seguros e relativamente isentos de efeitos colaterais, você deve sentir uma certa liberdade caso decida experimentar diferentes tipos de terapia antes de escolher uma entre todas as demais. Você talvez resolva misturar e combinar uma ou mais abordagens em vez de usar apenas um método alternativo. Você talvez resolva experimentar a acupuntura, num esforço para restaurar a função do sistema imunológico a longo prazo, por exemplo, enquanto utiliza, simultaneamente, remédios homeopáticos para tratar seus sintomas atuais. Felizmente, muitos terapeutas holísticos ou são especialistas em mais de uma área ou trabalham em grupo.

Qualquer que seja o tipo ou os tipos de terapia natural que você escolher, no entanto, é fundamental que você encontre um profissional qualificado para tratá-lo. A seção seguinte oferece-lhe um guia passo a passo para você encontrar um terapeuta bem conceituado e estabelecer com ele um relacionamento produtivo e eficaz.

Como Tornar-se um Consumidor Prudente de Cuidados Alternativos de Saúde

O tratamento bem-sucedido de alergias, seja por meios alternativos ou ortodoxos, requer uma parceria entre você e a pessoa que o estiver tratando, a qual é construída com base na confiança e no respeito mútuos. Você precisa ter confiança na capacidade de o terapeuta tratar os seus problemas de saúde e ele precisa dispor de informações precisas e fundamentais sobre seu estado de saúde e modo de vida para poder proporcionar-lhe essa ajuda. Eis aqui algumas orientações para ajudá-lo a tornar-se um sábio consumidor de cuidados alternativos de saúde.

Obtenha um diagnóstico preciso. Antes de escolher um terapeuta ou médico alternativo, você talvez precise submeter-se a alguns testes e procedimentos (veja o Capítulo 2 para maiores informações). Esses testes provavelmente são mais adequadamente realizados pelo médico da família ou por um especialista em alergia. Traga os resultados desses testes com você na sua primeira visita a um terapeuta alternativo.

Aprenda o máximo possível sobre a terapia ou terapias alternativas que lhe interessam. Conhecimento é poder, especialmente no que diz respeito a cuidados com a saúde. Leia artigos e livros sobre o tipo de cuidado alternativo que lhe interessa, converse com amigos e conhecidos que usam esse método e solicite a opinião do seu médico ortodoxo.

Verifique cuidadosamente as credenciais do terapeuta. Diferentemente do que acontece com os médicos ortodoxos, atualmente ainda não existem requisitos de validade em âmbito nacional para o licenciamento de praticantes de medicina alternativa. Assim, a emissão de autorizações e licenças é feita em níveis estaduais. Informe-se junto ao seu departamento local de saúde sobre as exigências para licenciamento, certificados, títulos e diplomas sugeridos para um terapeuta holístico. Para maiores informações sobre um tratamento ou terapeuta específico, você pode telefonar para uma associação nacional da especialidade que você estiver considerando.

Entreviste o terapeuta que você estiver pensando em escolher. Muitas vezes é uma boa idéia marcar uma curta "entrevista" com um terapeuta, mesmo antes de você resolver permitir que ele o examine. Durante essa visita, você observará o consultório: É limpo? Você se sente confortável nesse ambiente? Quais são os procedimentos de cobrança? O terapeuta está disposto a fazer um plano de pagamentos para você? A equipe de apoio é simpática e obsequiosa? Os limites e o aspecto confidencial do paciente parecem ser respeitados?

Quando você se encontrar com o terapeuta, pergunte-lhe sobre a experiência que ele tem no tratamento de alergias. Descubra o quanto ele é acessível no período entre as consultas e no caso de emergências. Embora seja improvável que você vá sentir-se completamente à vontade com o terapeuta durante esse primeiro e curto encontro, você deve ser capaz de dizer se existe o potencial para a construção de um estreito relacionamento de trabalho entre vocês. Confie nos seus instintos. Se você se sentir pouco à vontade por qualquer motivo, não se sinta obrigado a continuar suas visitas.

Prepare-se para uma primeira visita de longa duração. Dependendo do tipo de terapia alternativa que você optou por explorar, a sua primeira visita (após a entrevista preliminar) poderá demorar de 45 a 90 minutos. O terapeuta provavelmente lhe fará perguntas detalhadas sobre sua alimentação, seu histórico médico, seus hábitos quanto à prática de exercícios físicos, seus sentimentos em relação ao seu trabalho e sobre sua vida pessoal. É fundamental que o terapeuta disponha dessas informações antes de montar um plano de tratamento para você.

Ao mesmo tempo, você deve sentir-se à vontade para fazer as suas próprias perguntas — sobre seu estado de saúde, sobre os procedimentos que o terapeuta pretende adotar e, até mesmo, sobre as perguntas que ele está fazendo a você. Seu terapeuta terá de responder a essas perguntas com franqueza e honestidade. Se você sentir que não está sendo ouvido ou respeitado, você tem razão em procurar uma outra pessoa para cuidar de seu tratamento.

Obtenha uma idéia clara das implicações do curso do tratamento sugerido. Discuta o que você pode esperar do tratamento *antes* de concordar em submeter-se a ele. Pergunte ao terapeuta o que você pode esperar em termos de efeitos colaterais ou reações adversas. Pergunte quantas visitas você terá de fazer e quanto tempo vai demorar para você começar a obter alívio para os seus sintomas. Pergunte quanto o tratamento vai custar e se o seu seguro provavelmente vai cobri-lo. Conquanto o curso do tratamento possa mudar com a continuação da terapia, um terapeuta qualificado deve ser capaz de fornecer-lhe um razoável prognóstico, cronograma e estimativa de custos.

Estabeleça um relacionamento entre o seu médico ortodoxo e seu terapeuta alternativo. Pergunte ao seu médico ortodoxo se ele está disposto a colaborar com um terapeuta alternativo — e faça a mesma pergunta a qualquer terapeuta alternativo que você escolher. No caso de um problema crônico e mais ou menos imprevisível, como a alergia, é prudente ter acesso ao que há de melhor nos dois mundos: a tecnologia e a farmacologia salvadoras da medicina ocidental, no caso de emergências (como uma anafilaxia ou um grave ataque de asma), e os métodos de cura mente/corpo, mais sutis, implícitos na medicina alternativa. No Capítulo 13 você verá de que modo as medicinas ortodoxa e alternativa podem trabalhar em conjunto para conduzi-lo o mais próximo possível da verdadeira saúde — e mantê-lo livre dos seus sintomas alérgicos.

Não tenha medo de fazer experiências. Aquilo que funciona para uma pessoa pode não funcionar para outra, e isso é particularmente válido no caso de cuidados com a saúde. Se o tipo de tratamento que você escolheu não é apropriado para o seu caso, qualquer que seja a razão, sinta-se livre para explorar outros tipos até encontrar um ou mais métodos de assistência à saúde e autocura que funcionem para você.

Agora que você recebeu uma introdução aos tipos básicos de medicina alternativa, chegou o momento de explorar as várias técnicas usadas para tratar alergias. No próximo capítulo, você vai encontrar informações sobre alergias alimentares: os sintomas que elas causam e os meios de evitá-las.

"A boa saúde estará conosco se respeitarmos as Leis Naturais."

J. R. Worsley

Compreendendo as Alergias Causadas por Alimentos e as Influências da Dieta

4

Michelle descobriu que, quando comia determinados alimentos, sintomas de alergia logo surgiam, incluindo dores nas articulações, congestão dos seios da face e uma sensação de "vazio" ou desorientação. Um alergologista certa vez tentou tratar Michelle; depois de aplicar-lhe um teste dermatológico, o médico disse que ela era alérgica à poeira, ao pólen e à ambrosia. Todavia, ele insistiu que os testes dermatológicos não mostravam que ela tinha alergia a trigo, milho, tomate, leite e derivados ou a leveduras, todos os quais produziam sintomas regularmente. Ele ofereceu-lhe anti-histamínicos e mandou-a para casa.

Frustrada e perdendo muito peso por causa das restrições dietéticas que ela tinha imposto a si mesma, Michelle procurou um médico especialista em nutricionismo. A primeira coisa que esse médico fez foi confirmar que as pessoas podiam de fato ter reações a alimentos que não seriam evidenciadas em um teste dermatológico padronizado para a detecção de alergias. Ele então fez um exame de sangue chamado IgG RAST, o qual demonstrava a ocorrência de outras reações imunológicas que não apareciam nos testes de pele, que evidenciavam apenas as respostas mediadas por IgE. Ele explicou que, embora o teste RAST não fosse perfeito, isso serviria para dar uma idéia dos alimentos que poderiam causar os problemas de Michelle. Ele também pediu que ela mantivesse um cuidadoso "diário alimentar" — um registro de cada bocado de alimento que ela consumia e dos sintomas (se houvesse algum) que eles provocavam.

Quando os testes ficaram prontos, verificou-se que o trigo, centeio e outros cereais, bem como milho, tomates, feijão verde, ervilhas e leveduras eram os causadores das reações alérgicas em Michelle. Para verificar os resultados do teste, o médico fez com que Michelle se abstivesse durante três semanas de todos os alimentos suspeitos. Pela primeira vez em muitos anos, Michelle sentiu que podia respirar sem dificuldade, pensar com clareza e exercitar-se regularmente sem que isso lhe causasse problemas.

Ao reintroduzir esses alimentos em sua dieta ela percebeu que os sintomas voltaram. O médico explicou que certos exames de sangue e de fezes indicavam a presença de leveduras em seu organismo, fato que mantinha seu sistema imunológico excessivamente estimulado. Tratamentos anteriores com antibióticos para problemas na pele e sinusite contribuíram para agravar o problema das leveduras.

Para combater as leveduras no organismo de Michelle, o médico prescreveu certos suplementos, incluindo um extrato de semente de grapefruit, *cápsulas de alho concentrado e uma bactéria intestinal chamada* acidophilus. *Ele pediu-lhe que parasse de consumir açúcar e alimentos contendo leveduras ou qualquer substância obtida por fermentação, como álcool, vinagre e malte. Ele também deu-lhe enzimas digestivas e vários outros suplementos nutricionais para melhorar a função do seu sistema imunológico. Por fim, ele receitou a Michelle uma dieta rotativa que lhe permitia comer todos os alimentos problemáticos (exceto leveduras) — desde que ela não os consumisse com freqüência maior do que um em cada quatro dias.*

Ao longo dos meses seguintes, Michelle descobriu que seus sintomas tinham diminuído e que sua saúde geral havia melhorado. Nos anos seguintes, ela continuou a tomar seus suplementos, a evitar alimentos contendo leveduras e não comeu nenhum desses alimentos dois dias seguidos (em vez de um em cada quatro dias). Visto que ela passou a sentir-se muito melhor, esses pequenos sacrifícios pareciam ser um preço pequeno a pagar por seu aumento de vitalidade.

Michelle é uma dentre milhões de americanos que descobriram que certos alimentos — ou a combinação deles — fazem com que o seu sistema imunológico reaja de forma exagerada, deixando-os doentes e sentindo-se mal. Como as alergias alimentares produzem um conjunto tão grande de sintomas — alguns dos quais bastante sutis — e são causadas por uma

DICA PARA ALÉRGICOS

Tente fazer com que a prática de exercícios físicos torne-se uma parte regular de sua vida. Os exercícios não apenas reduzem o *stress*, mas também contribuem para aliviar os sintomas alérgicos por ajudarem o corpo a livrar-se dos excessos de água e toxinas. Escolha uma atividade que lhe dê prazer, aumentando assim suas probabilidades de aderir fielmente ao programa.

grande variedade de substâncias, elas continuam sendo objeto de alguma controvérsia entre médicos, pacientes e, até mesmo, entre terapeutas alternativos.

Os sintomas de alergia alimentar podem ocorrer em todo o corpo e variam desde uma leve dor de estômago até a morte súbita. Se a reação alérgica ocorre quando o alimento entra no estômago ou no intestino, os sintomas incluem náusea, vômito, cólicas intestinais e diarréia. A reação pode ocorrer no sistema respiratório, causando ataques de asma e problemas respiratórios. Os sintomas da pele, incluindo urticária, prurido e inchaço também podem ser produzidos quando comemos um alimento que o nosso corpo reconhece como sendo um inimigo. Dores de cabeça, irritabilidade, hiperatividade e oscilações de humor também têm sido relacionados a alergias alimentares.

Qualquer tipo de alimento — frutas e vegetais, carnes e peixe, castanhas, cereais, açúcar, cafeína, álcool, laticínios, aditivos e conservantes — pode causar uma reação alérgica pelo desencadeamento direto de uma reação imunológica ou, de forma mais sutil, debilitando a capacidade de o sistema imunológico funcionar adequadamente. Com efeito, os alergologistas estão descobrindo que o corpo pode reagir de diversas maneiras a alimentos que ele considera estranhos e perigosos.

Reação fixa. Nesse caso, o seu corpo reage de uma forma relativamente estável e semelhante a cada exposição a um alérgeno alimentar. Quinze minutos depois de comer um morango, você fica cheio de urticárias, por exemplo, ou uma hora depois de ingerir comida chinesa, preparada com o aditivo glutamato monossódico, você desenvolve uma dor de cabeça de rachar. Havendo reações fixas, é mais provável que você saiba a quais alimentos você tem alergia e que tipos de reação podem ser esperadas.

Reação cumulativa. Uma reação cumulativa ocorre depois de você ter sido exposto a uma quantidade relativamente grande de uma determinada substância, em geral durante um longo período. Por exemplo: se seu sistema imunológico for sensível ao glúten (uma substância encontrada em produtos que contenham trigo), você poderá desenvolver uma grave alergia se comer muito pão e massas todos os dias. Na verdade, a maioria dos alimentos comumente ingeridos — trigo, laticínios e leveduras — também desencadeiam a maior parte das reações alérgicas. Se você come uma grande variedade de alimentos e consome glúten apenas esporadicamente, e em quantidades limitadas, seu sistema imunológico talvez possa "ignorar" a perturbação e digerir o alimento sem incidentes. Além do mais, um alérgeno alimentar específico talvez não cause nenhuma reação mas, quando combinado com outras substâncias ou fatores, irá produzir uma reação mais intensa. É possível que outros alérgenos — tais como pólen e escamas de animais domésticos — perturbem o sistema imunológico e deixem você mais vulnerável a alergias alimentares ou vice-versa.

Reação variável. Conforme você talvez já tenha percebido por experiência própria, as reações alérgicas nem sempre são previsíveis. Num dia você tem uma saladeira cheia de tomates e os aprecia; então, no dia seguinte, você come apenas uma pequena fatia de tomate e tem um ataque de urticárias terrivelmente pruriginosas. Fatores como o seu estado mental e seu nível de *stress* podem influenciar suas reações ao alimento. O ambiente, incluindo a presença de substâncias tóxicas, como fumaça de cigarros e outros poluentes, pode também fazer com que você se torne mais sensível aos alérgenos alimentares.

Anafilaxia. Essa reação muitas vezes fatal a um alérgeno ocorre mais freqüentemente em pessoas alérgicas a nozes ou a mariscos, os quais parecem estar entre os alérgenos alimentares mais potentes. Em termos gerais, a anafilaxia não é a primeira reação que uma pessoa apresenta a um alérgeno; em vez disso, o acúmulo de anticorpos contra a substância precisa necessariamente ocorrer antes que você possa ser vítima dessa violenta resposta.

Adicção a alimentos. Se você se vir dominado por um incontrolável ciclo de ansiar por um determinado alimento e, então, ingeri-lo e sentir reações físicas desagradáveis que, depois de desaparecerem, são substituídas por um novo anseio pela ingestão do mesmo alimento, é possível que, na verdade, você seja alérgico a ele.

Alergias Causadas por Alimentos: A Dificuldade de Diagnóstico

Embora esteja tornando-se cada vez mais óbvio que aquilo que comemos produz amplos efeitos sobre nossa saúde, o diagnóstico das alergias alimentares é um processo difícil, mesmo para os clínicos atentos e experimentados. Os desafios são de quatro tipos:

Primeiro, mesmo aqueles dentre nós que têm uma alimentação relativamente regular e regrada ingerem muitos alimentos diferentes ou, pelo menos, alimentos que contêm uma grande variedade de substâncias. Alimentos processados — quaisquer alimentos que não estejam no seu estado natural quando você os compra — contêm numerosos ingredientes que você não esperaria encontrar, bem como uma série de aditivos e conservantes. Um exame do rótulo de um pacote de macarrão com queijo "100% natural", por exemplo, vai mostrar quantos ingredientes são necessários para se fazer esse produto: massa caseira (feita de trigo integral), farinha de milho, queijo cheddar (leite pasteurizado, cultura de bacilos, sal e enzimas), soro de leite, manteiga, extrato de urucum e flavorizante natural. Qualquer dessas substâncias pode produzir uma reação alérgica em uma pessoa suscetível; o mesmo acontece com os corantes alimentícios, conservantes, edulcorantes artificiais e outros ingredientes encontrados em muitos dos produtos alimentares mais comuns da atualidade.

Em segundo lugar, muitos alimentos causam reações adversas que a rigor não constituem alergias. Algumas pessoas, por exemplo, ficam nauseadas e com o abdome distendido depois de tomarem leite. Elas sofrem de intolerância à lactose — uma incapacidade de digerir o açúcar do leite — e não de uma alergia ao leite. As intoxicações alimentares causadas por deterioração ou contaminação também podem ser confundidas com uma reação alérgica. Fazer distinção entre sensibilidades, alergias e outras reações pode ser um desafio tanto para os médicos quanto para as pessoas que sofrem com esses problemas.

Em terceiro lugar, os sintomas das alergias alimentares podem ser muito sutis e diversificados, podendo ser confundidos com aqueles de outras doenças. Você talvez não perceba que uma alergia ao trigo ou ao chocolate causa dores de cabeça periódicas, por exemplo, ou que você torna-se irritável depois de ingerir alimentos que contenham certos aditivos ou contaminantes. Isso é particularmente válido se as suas reações forem mais emocionais do que físicas. É muito mais provável que você atribua sua súbita irritabilidade a alguma coisa que o seu chefe disse a você do que ao alimento que você ingeriu no almoço.

Por fim, mesmo uma ligeira sensibilidade a um alimento que você come com freqüência muitas vezes pode perturbar todo o seu corpo a ponto de você desenvolver uma série de alergias a diversas substâncias não-alimentares. Portanto, é mais provável que você venha a ser tratado de febre do feno do que de um problema subjacente, como uma alergia ao glúten.

Na verdade, quando os médicos diagnosticam uma alergia alimentar, eles em geral começam buscando outros sinais de doenças relacionados com a alergia, como um histórico familiar de suscetibilidade a determinadas substâncias ou uma alergia preexistente, como a febre do feno. O médico ou terapeuta também irá procurar sintomas que ocorram repetidamente depois de você comer um certo alimento. Se algum alimento suspeito for identificado, o médico poderá usar os testes descritos no Capítulo 2 — basicamente o teste dermatológico e o RAST — para obter maiores informações.

Talvez o teste mais útil para a detecção de alergias alimentares seja a chamada *dieta de eliminação e provocação*, na qual o alimento suspeito é primeiramente retirado e, depois, reintroduzido na dieta para ver se aparece algum sintoma. Para ajudar a decidir qual alimento ou alimentos devem ser eliminados, você talvez seja solicitado a manter um diário alimentar detalhado durante uma ou duas semanas, antes de iniciar a provocação. Nesse diário você tomará nota de toda substância que colocar na boca (incluindo os alimentos que você come, os líquidos que você bebe e quaisquer antiácidos ou medicamentos que você tome), o horário do dia em que você os ingeriu, seu estado mental ou atividade no momento em que você o fez e quaisquer alterações de humor ou sintomas físicos que você sentiu ao longo do dia.

Michelle manteve um diário por duas semanas, no início de seu tratamento com o nutricionista. As anotações referentes a um dia típico são mais ou menos assim:

Diário de Alimentação na Segunda-feira

8h00 ***Café da manhã:*** rosquinha, café (leitura do jornal da manhã, sentindo-me calma)

10h00 Sentindo-me nervosa e com a cabeça vazia

12h30 ***Almoço:*** Sanduíche de atum com alface e tomate, feito com torrada de trigo integral, leite (trabalhando em relatório para a reunião de negócios, sentindo-me estressada e ansiosa)
14h00 Sentindo-me cansada e dolorida
15h00 ***Lanche:*** Café, bolo (desejando algo que me fizesse ficar um pouco mais animada, sentindo-me ainda um pouco ansiosa)
16h30 Sentindo-me menos cansada mas ainda com um pouco de dores nas articulações
19h00 ***Jantar:*** Peixe frito e arroz integral, um copo de vinho (finalmente relaxada)
20h30 Ficando sonolenta mas sentindo-me melhor

Quando o nutricionista passou os olhos por todo o diário, ele viu que Michelle reagia fortemente a determinados alimentos, principalmente trigo, milho e tomate, tal como ela havia pensado. O nutricionista suspeitou, todavia, que os problemas de Michelle eram exacerbados pela freqüência e quantidade das substâncias irritantes: o café da manhã, o almoço e o lanche continham produtos derivados do trigo e em cuja produção utilizavam-se leveduras. Conforme discutiremos um pouco mais adiante, neste capítulo, quando Michelle aprendeu a variar sua dieta e a espaçar o consumo de certas substâncias, ela pôde continuar comendo seus alimentos favoritos de forma esporádica e sem perder a saúde.

Se achar que pode ter alergia a um ou mais alimentos, você deve começar a manter um diário de alimentação — mesmo antes de procurar um nutricionista ou outro profissional de saúde. Desse modo, você chegará à primeira consulta armado com informações bastante úteis e específicas que irão ajudar o seu terapeuta a escolher testes adicionais apropriados, como os testes dermatológicos e o RAST.

Depois que você e o seu médico identificarem os alimentos que possam estar causando o problema, você provavelmente irá começar com a dieta de eliminação e provocação. Na dieta de eliminação, você irá excluir um determinado alimento ou alimentos de sua dieta por sete ou oito dias ou até que os seus sintomas tenham melhorado por pelo menos dois dias. Então, você reintroduz cada alimento em sua forma pura, um alimento de cada vez, e toma nota dos sintomas. Se você se sentir pior quando um alimento é reintroduzido em sua dieta, ele passa a ser suspeito de ser um alérgeno ou é confirmado como tal. Você vai abster-se desse alimento e esperar 24 a 48 horas até sentir-se melhor e, então, tentar consumir um outro alimento que havia sido eliminado da sua dieta e verificar se você reage a essa substância.

Ao dar início a este teste, tenha em mente as seguintes sugestões:

Leia cuidadosamente os rótulos. Conforme discutiremos mais adiante, devemos todos procurar comer tanto quanto possível alimentos frescos e isentos de conservantes e aditivos. Entretanto, essa é uma tarefa que se torna mais difícil a cada dia. Assim, você precisa ler cuidadosamente os rótulos dos alimentos, observando todos os ingredientes e suas respectivas quantidades, durante o período em que estiver mantendo o seu diário alimentar ou fazendo uma dieta de eliminação.

Planeje o seu cardápio e faça compras antecipadamente. Para evitar comer — por acidente ou pressa — um alimento do qual você esteja se abstendo, certifique-se de ter tudo o que você precisa para comer bem durante pelo menos uma semana. Se você gasta muito tempo fora de casa, não se esqueça de levar consigo lanches "seguros" para o caso de sentir fome. Se for possível, evite comer em restaurantes por uma semana; você nunca poderá ter certeza de que a comida não foi preparada com nenhum ingrediente que poderia sabotar sua tentativa de identificar com precisão os potenciais alérgenos.

Tome nota de tudo o que você consome. Creme dental (se você o engole), preparados para lavagens bucais, medicamentos (tanto os de venda livre, como aqueles vendidos apenas mediante apresentação de receita médica), e goma de mascar contêm ingredientes aos quais você talvez seja sensível. Se um dos alimentos de que você se abstém é o açúcar, por

DICA PARA ALÉRGICOS

Quando planejar uma alimentação saudável, procure variar seu cardápio ao máximo. Dessa forma, você não só garante uma nutrição adequada, como também não corre o risco de sobrecarregar o organismo com nenhuma substância, reduzindo as chances de ter uma reação alérgica a esse alimento.

exemplo, você deve evitar tomar antiácidos — que muitas vezes contêm açúcar — ou engolir preparados para lavagem bucal, pela mesma razão.

Uma vez identificados e confirmados os alimentos que perturbam o seu sistema, você dispõe de algumas opções para o tratamento das suas alergias, as quais serão discutidas a seguir.

Tratamento para Alergias Causadas por Alimentos

Nos próximos capítulos, você vai aprender coisas a respeito de uma variedade de tratamentos alternativos para todos os tipos de alergia, incluindo as alergias alimentares. Entrementes, eis aqui duas sugestões para reduzir suas chances de sofrer uma reação alérgica desencadeada pelos alimentos que você come:

Evitação. A maneira mais simples de evitar o desencadeamento de uma reação alérgica a um determinado alimento é eliminá-lo inteiramente da sua dieta. Em alguns casos, essa estratégia é de fácil implementação: se você for alérgico apenas a morangos, por exemplo, tudo o que você tem a fazer é nunca mais comer um morango na sua vida. Entretanto, uma alergia ao trigo pode excluir uma grande variedade de produtos — tanto os mais óbvios, como pães e bolos, quanto outros menos óbvios, como sopas enlatadas e talharim, os quais muitas vezes têm o trigo como um dos ingredientes. Alergia a castanhas ou a carne de vaca pode excluir uma relação igualmente longa de alimentos. Organizações como a National Academy of Allergy and Immunology e a American Allergy Association prepararam relações de produtos a serem evitados quando é diagnosticada uma alergia a um alimento específico. Elas também dispõem de relações de empresas que fabricam alimentos para dietas restritivas e oferecem livros de culinária com receitas que não requerem alimentos como leite, ovos e trigo.

Dieta rotativa. Se você realmente acha que não pode viver sem comer outro morango em algum momento de sua vida ou se você tem múltiplas alergias alimentares a substâncias comuns, você talvez descubra que uma dieta rotativa é extremamente útil. Uma dieta rotativa varia o máximo possível e de forma sistemática os alimentos que você consome, reduzindo assim tanto a quantidade como a freqüência com que você ingere alimentos que o seu sistema imunológico reconhece como alérgenos.

O número de dias decorridos entre a ingestão de alimentos aos quais você possa ter uma sensibilidade ou alergia depende de diversos fatores. Alguns médicos recomendam que você não coma nenhum alimento (quer ele seja ou não um alérgeno) mais do que uma vez a cada período de dois a quatro dias. Recomendamos que você visite um nutricionista especializado em alergias alimentares para ajudá-lo a traçar uma estratégia que irá funcionar para você.

Além de seguir uma destas ou ambas as prescrições diretamente relacionadas à sua alergia alimentar, é também importante que você reserve algum tempo para analisar os seus hábitos alimentares de maneira geral. A frase "Você é o que você come" talvez tenha se tornado um clichê, mas tem um significado especial nos Estados Unidos desse final do século XX.

Dieta para Aptidão Física e Saúde

Por que nós, americanos, temos hábitos alimentares tão deploráveis? Embora a maioria de nós esteja propensa a culpar nossa própria falta de força de vontade, podemos notar diversas influências externas que conspiram para nos transformar em uma nação de pessoas que consomem alimentos pouco saudáveis. Talvez a mais óbvia e disseminada seja o televisor. Ele não apenas nos estimula a passar um número excessivo de horas sentados numa poltrona, mas também está constantemente vendendo-nos manjares aparentemente deliciosos e que poupam o nosso tempo — a maioria dos quais carregada de gorduras e calorias vazias. O fato de que a nossa vida tende a ser agitada e desorganizada, deixando-nos pouco tempo para nossas refeições e para desfrutá-las na companhia de amigos e familiares, também contribui para nossos hábitos alimentares cada vez piores e para nossas cinturas cada vez maiores.

Ao mesmo tempo, lemos todos os dias manchetes sobre os perigos de certos alimentos — açúcar é ruim, gordura é pior, margarina é melhor do que manteiga (num dia) e depois passa a ser um risco para a saúde (no dia seguinte). As mensagens conflitantes que recebemos tendem a deixar-nos tão confusos que nem sequer tentamos continuar aprendendo algo sobre nutrição ou, então, transforma-nos em "evitadores de alimentos" supervigilantes e ligeiramente paranóicos. Com tudo isso esquecemos que o alimento é bom para nós e que ele deve ser desfrutado e saboreado em todas as refeições. Alimento é nutrição. Os nutrientes contidos nos alimentos que comemos são os catalisadores de milhões de grandes e pequenos milagres — os batimentos do seu coração, o nascimento de uma idéia, a apreciação de um sabor ou cheiro — que ocorrem dentro do laboratório químico que é o seu corpo. O alimento também é uma fonte de prazer. Não comemos simplesmente para ingerir os vários nutrientes, vitaminas e minerais de que necessitamos para sobreviver. Em vez disso, comer é uma atividade extremamente sensual: sentimos o aroma dos alimentos, saboreamos o seu gosto, admiramos suas cores e textura e sentimos sua consistência dentro da boca. Dependendo das circunstâncias, nosso senso de audição também é estimulado pela conversa com nossos comensais ou pelos suaves sons da música que acompanha um jantar.

Ao considerar seus hábitos alimentares, faça a si mesmo estas perguntas: Você reserva algum tempo para apreciar os aspectos sensuais da comida ou simplesmente encara os alimentos como sendo combustível para o seu corpo? Você come apenas as coisas que lhe dão prazer, sem considerar seu valor nutritivo? Existem alimentos que você gosta de comer, mas que parecem exacerbar os seus sintomas de artrite ou perturbar de alguma maneira seu sistema imunológico? Dependendo do modo como você responder a essas perguntas, você poderá descobrir que a sua abordagem acerca da alimentação poderia passar por um pequeno ajuste, especialmente se esses hábitos acabaram fazendo com que você comesse uma quantidade excessiva dos alimentos errados. As seguintes dicas poderão ajudá-lo a avaliar os seus hábitos alimentares a partir de uma nova e mais saudável perspectiva.

MANTENHA UM PESO SAUDÁVEL

Muitas pessoas que têm alergias alimentares tendem a ser excessivamente magras (porque tentam eliminar da dieta um número excessivo de alimentos com o propósito de obter alívio para seus sintomas) ou ter excesso de peso (porque suas alergias criam uma adicção alimentar ou porque elas tendem a exagerar no consumo de alimentos aos quais não são alérgicas). Se você precisa ganhar ou perder peso, converse com seu terapeuta acerca da elaboração de um plano de alimentação que contenha a quantidade adequada de calorias para o seu caso particular.

Felizmente, existem algumas técnicas relativamente simples que talvez possam ajudá-lo a manter o seu peso a longo prazo. Tente incorporar um ou mais desses hábitos à sua vida.

Coma de cinco a seis refeições leves por dia. Quanto maior a freqüência com que você come, menos fome você terá e menor será a quantidade de alimentos ingeridos a cada refeição. Aprenda a tomar desjejum, lanche no meio da manhã, almoço, lanche da tarde, jantar e lanche antes de ir para a cama.

Mantenha as porções pequenas. Os americanos costumam comer o dobro da quantidade recomendada de alimentos: uma tigela de massa equivale a *duas* porções de pão. Cento e setenta gramas de peixe ou carne representa *duas* porções de proteína. Você talvez queira pesar ou medir os seus alimentos até se familiarizar com os tamanhos apropriados das porções.

Reduza pela metade o consumo de óleos e dobre a ingestão de vegetais frescos e cereais integrais. Embora estejamos dando alguns passos positivos na direção correta, a gordura continua sendo um elemento sempre presente na alimentação do americano médio. Uma das maneiras pelas quais a gordura entra em nosso corpo é por meio de guarnições e molhos para saladas. Em vez de encharcar os seus vegetais e cereais, coloque uma colher de sopa na beirada do prato e molhe seus alimentos nela, pedaço por pedaço. Salpique os vegetais com suco de limão e temperos para realçar-lhes o sabor.

Consuma todas as coisas boas com moderação. A não ser que você tenha uma alergia ou sensibilidade específica ou algum problema relacionado a infecções por leveduras, nenhum alimento deve ser proibido para você. Em vez de desperdiçar tempo e energia preciosos e sofrer com o *stress*, evitando alimentos que a sociedade considera "ruins", você deve procurar introduzir em sua dieta pequenas quantidades desses alimentos proibidos. Um pedaço ocasional de bolo de chocolate (desde que você não seja alérgico a nenhum dos seus ingredientes) fará muito menos mal ao seu corpo do que o *stress* a que você se submete tentando resistir a esse desejo.

Planeje e cozinhe antecipadamente. Se fizer um esforço para organizar a sua alimentação, criando um cardápio para a semana, fazendo as compras e, até mesmo, cozinhando com antecedência, é provável que você vá apreciar melhor as suas refeições, evitando com sucesso quaisquer alimentos que possam provocar alergias e ampliando a variedade de alimentos que você consome e aprecia — e tudo isso ao mesmo tempo.

Acrescente variedade à sua dieta. Ao comer grande variedade de alimentos ao longo do dia, você não apenas melhora suas chances de obter todos os alimentos de que precisa e evita sobrecarregar-se com algum alérgeno como também provavelmente se verá apreciando sua alimentação mais do que antes. Uma vez por semana, pelo menos, experimente um novo alimento — uma fruta ou vegetal exótico, por exemplo — ou prepare um prato diferente. Obviamente, é importante identificar possíveis alérgenos, antes que você ingira uma quantidade excessiva de algum deles mas, de maneira geral, quando mais variada for a sua dieta tanto melhor.

Coma alimentos que deixem você sentindo-se saudável e bem. Além de evitar alimentos aos quais você é alérgico, é importante reconhecer que você pode ter uma sensibilidade mais sutil a outros tipos, ou quantidades, de alimentos. Preste atenção ao modo como você se sente depois das suas refeições. Se você muitas vezes está sentindo-se grogue e desconfortável, você talvez esteja comendo demais, deixando de ingerir uma dieta equilibrada ou consumindo alimentos que não estão de acordo com a sua constituição física. Alimentos nutritivos, bem preparados e ingeridos numa atmosfera de tranqüilidade devem nutrir seu corpo e sua alma.

Esteja alerta para os perigos potenciais do açúcar e das leveduras. Se você tem uma alergia alimentar ou, na verdade, qualquer tipo de alergia, você deve prestar especial atenção a duas substâncias encontradas em grande quantidade na alimentação do americano médio: açúcar e leveduras. Quando você estiver tentando reorganizar a sua dieta, tenha em mente estes fatos sobre o açúcar e as leveduras:

Açúcar. O americano médio consome cerca de meia xícara de açúcar por dia ou mais de 50 quilos por ano. Sem contar o seu fraco por doces, o açúcar chega até você por meio de inúmeros tipos de alimentos aparentemente benignos, como cereais matinais, sopas, *catchups*, carnes, manteiga de amendoim e guarnições de saladas. Eliminar ou reduzir drasticamente a quantidade de açúcar refinado em sua dieta talvez seja um dos hábitos mais saudáveis que você possa desenvolver.

Além do fato de que o açúcar contém calorias vazias do ponto de vista nutritivo e que podem contribuir para a obesidade, muitos alergologistas agora acreditam que o vício de consumir açúcar pode ser uma das alergias alimentares mais comuns. Estudos do tipo duplo-cego têm mostrado que muitas pessoas apresentam reações alérgicas ao açúcar de cana refinado (o tipo encontrado na maioria dos alimentos), mas não a açúcares feitos a partir de milho ou beterraba. Além do mais, o açúcar e outros carboidratos simples tendem a servir de alimento para um outro tipo de organismo que pode espalhar o caos em nosso sistema imunológico: as leveduras.

Leveduras. As leveduras (em particular a espécie conhecida como *Candida albicans*) vivem naturalmente em nosso corpo, principalmente na boca, esôfago, intestinos, vagina e pele. Enquanto nosso sistema imunológico mantém-se em equilíbrio, os níveis de *Candida* permanecem sob controle e ela não causa mal ao funcionamento interno do corpo. Todavia, quando o sistema imunológico fica enfraquecido por alguma razão — como durante uma luta contra uma grande infecção ou por medicamentos imunossupressores ou de uma doença que produz imunodeficiência, como a AIDS —, as leveduras podem multiplicar-se, formando colônias que representam um desafio a mais para nosso sistema imunológico. Pesquisas recentes mostram que a infecção crônica por leveduras pode levar a pessoa a desenvolver sérias alergias a substâncias inaladas (como pólen e ambrosia), a alimentos de todo tipo, medicamentos e a substâncias químicas. Com efeito, a pessoa que é sensível a uma grande variedade de substâncias tem maior probabilidade de ser alérgica à levedura ou ter uma infecção crônica por ela do que alguém que é sensível a apenas um ou dois alérgenos.

Converse com seu médico ou terapeuta sobre a possibilidade de você ter problemas de alergia relacionados com leveduras, especialmente se você tiver um histórico de infecções por leveduras (candidíase, infecções vaginais, etc.), se você tiver um longo histórico de uso de antibióticos (especialmente tetraciclina) ou pílulas anticoncepcionais, ou se você sofrer de uma doença auto-imune como esclerose múltipla, artrite reumatóide ou doença de Crohn. Se as leveduras forem uma parte importante do seu problema ou problemas de saúde, o seu terapeuta poderá sugerir as seguintes estratégias:

1. Reduza a exposição a todos os alimentos que contenham leveduras ou assemelhados em sua dieta. Isso inclui produtos preparados com fermento natural, produtos enriquecidos com lêvedo de cerveja, vinagres e produtos que contêm vinagre, bebidas fermentadas (como álcool, *ginger ale* e chope), alimentos com elevado conteúdo de fungos, (como queijos maturados e creme azedo), e produtos contendo malte (como cereais, balas e bebidas à base de leite maltado).
2. Inicie uma dieta com baixo teor de carboidratos. As colônias de leveduras não podem viver, desenvolver-se e se reproduzir eficientemente apenas com proteínas e gorduras; elas precisam de

carboidratos para se desenvolverem. Se você tem uma alergia a leveduras ou uma infecção por *Candida albicans*, tente manter a ingestão diária de carboidratos abaixo de 60 a 80 gramas — o equivalente a uma xícara de massa. O seu médico ou terapeuta alternativo irá oferecer-lhe instruções e diretrizes dietéticas especiais para ajudá-lo a criar um plano de alimentação saudável e com baixo teor de carboidratos.

O ABC dos Suplementos Nutricionais

Mesmo que vivêssemos no melhor dos mundos possíveis iríamos receber todos os nutrientes de que precisamos a partir daquilo que comemos, muitos pesquisadores acreditam que suplementar nossa alimentação com certas vitaminas e minerais é um importante componente de qualquer tratamento bem-sucedido das alergias. No que tange a esse particular, os seguintes nutrientes são os mais freqüentemente mencionados:

Zinco. Estudos em animais de laboratório e em seres humanos mostraram que deficiências desse oligomineral deprimem o sistema imunológico, deixando o corpo mais vulnerável a alergias e infecções. O zinco, assim como a vitamina A (ver abaixo), desempenha um importante papel na produção da IgA, o anticorpo gastrintestinal secretado pelas glândulas salivares da boca e a partir das células que revestem o trato digestivo. Quando a IgA liga-se a um alérgeno, ela impede que ele seja absorvido pela corrente sangüínea e, desse modo, cause uma reação alérgica. O zinco também é necessário para a síntese de proteínas e para a digestão de carboidratos. Por fim, o zinco também protege o revestimento das membranas mucosas e ajuda a converter a pré-vitamina A (betacaroteno) em vitamina A. A dose diária recomendada para o zinco é de 15 miligramas. (Carne, fígado, ovos e frutos do mar são as melhores fontes alimentares de zinco.)

Vitamina A. A vitamina A favorece o aumento da produção de IgA, ajudando assim a reduzir as reações do sistema imunológico aos alérgenos alimentares. A vitamina A é importante para uma boa visão, ajuda a formar e a manter saudáveis a pele e as membranas mucosas e pode proteger o organismo contra certos tipos de câncer. Fígado, ovos, cenoura, tomate e peixes são fontes particularmente ricas em vitamina A.

Flavonóides. Os flavonóides são um grupo de pigmentos vegetais amplamente responsáveis pelas cores das frutas e flores. Além disso, eles servem para proteger as plantas contra os estressores ambientais e modificam a reação do corpo humano a alérgenos e agentes infecciosos. Os flavonóides também apresentam propriedades antiinflamatórias. Entre os flavonóides mais importantes para as pessoas com alergias estão aqueles responsáveis pelas cores da uva-do-monte, da amora-preta, das cerejas, uvas e de outras frutas. Entre suas propriedades, está a capacidade de aumentar os níveis de vitamina C no interior das células, diminuir derrames e rupturas de pequenos vasos sangüíneos e proteger o organismo contra os danos causados pelos radicais livres.

Antioxidantes. Encontrados em grande quantidade em frutas e vegetais as vitaminas e os minerais considerados antioxidantes combatem as moléculas chamadas de radicais livres.

Outras substâncias antioxidantes naturais são encontradas em plantas, como a substância chamada picnogenol, presente na casca de pinheiro e em sementes de uva. Os radicais livres são moléculas instáveis criadas pelos processos químicos normais do corpo (como as respostas do sistema imunológico nas alergias) ou por fatores ambientais, como radiação ou fumaça de cigarros. Na tentativa de se estabilizarem, essas moléculas instáveis tentam combinar-se com moléculas não-radicais no corpo. Quando isso acontece, elas muitas vezes danificam as membranas e estruturas internas das células sadias — incluindo imunoglobulinas, as células B responsáveis por sua produção e outras células do sistema imunológico.

No corpo, os efeitos mais prejudiciais dos radicais livres resultam do processo químico através do qual o oxigênio é utilizado no interior das células. Antioxidantes como as vitaminas C e E, o betacaroteno (que o corpo converte em vitamina A) e o mineral selênio são substâncias que neutralizam esses radicais livres, tornando-os inócuos. Quanto mais você consumir frutas e vegetais frescos contendo essas substâncias, melhor será a sua saúde em geral. Mesmo se os antioxidantes não puderem resolver o seu problema com as alergias, eles poderão ajudá-lo a permanecer forte, de modo que as alergias lhe sejam menos estressantes.

As doses recomendadas de suplementos de vitamina C variam de 250 a 3.000 mg por dia. Observe, por favor, que a vitamina C pode ser muito ácida; quanto mais você ingerir, maior o risco de que você venha a desenvolver alguma irritação estomacal. Ao mesmo tempo, tenha em mente que a aspirina e os anti-histamínicos tendem a reduzir os níveis de vitamina C do corpo — uma outra razão pela qual você talvez queira suplementar sua ingestão diária dessa vitamina. As doses recomendadas para os suplementos de vitamina E variam de 200 a 800 UI (unidades internacionais) por dia.

As vitaminas B_1, B_3 e B_6 são particularmente úteis para a redução da ansiedade, o que pode contribuir para aliviar o ciclo de frustração e desconforto que muitas pessoas que sofrem de alergias acabam suportando. Alimentos ricos em vitaminas B incluem peixe, castanhas, cereais, fígado e carnes magras. Se você e seu terapeuta acham que sua dieta não está lhe proporcionando quantidade suficiente de vitaminas B, você talvez queira tomar de 25 a 100 mg de complexo B (disponível tanto na forma de uma dose única diária de liberação gradual ou em pequenas doses menores tomadas ao longo do dia). Se você está se sentido particularmente ansioso ou estressado, você pode tomar até 3.000 mg por dia de vitamina B_3 (também conhecida como niacina), desde que você esteja sob os cuidados de um médico. A niacina pode afetar o seu fígado e necessita de atenta monitorização.

Agora que você aprendeu como fazer para melhorar a sua dieta, evitando alimentos que possam ser prejudiciais para a sua saúde e, ao mesmo tempo, promovendo o desenvolvimento de suas próprias capacidades internas de manutenção da saúde, você agora pode explorar uma outra tradição de medicina e cura desenvolvida na China.

"A força básica

que está por trás de toda

a natureza é

a inteligência."

Deepak Chopra

Acupuntura e Medicina Chinesa

5

Todo ano, Marta passava quatro meses terríveis sofrendo de alergias que a faziam sentir-se como se tivesse chumbo na cabeça e uma lâmpada incandescente acesa dentro do nariz. Médicos tinham aplicado testes para todos os tipos de alergia quando ela era criança. Os testes dermatológicos mostravam que vários tipos de pólen, árvores, gramas, poeira e muitas outras substâncias encontradas em ambientes fechados ou ao ar livre faziam com que seu sistema imunológico reagisse de forma exagerada. Ela experimentou vários anti-histamínicos e descongestionantes, mas descobriu que eles a deixavam muito apreensiva e ansiosa. Por fim, ela resolveu procurar um clínico adepto da medicina chinesa.

O médico fez-lhe muitas perguntas sobre seus sintomas alérgicos, incluindo o que os produziu, em que altura do dia ou do ano eles se faziam presentes com maior intensidade, se o calor ou o frio ajudavam ou prejudicavam seus seios paranasais. O clínico pediu-lhe que descrevesse também outros aspectos de sua saúde, padrões de sono e histórico menstrual. Em seguida, ele tomou o pulso de Marta por um longo tempo e examinou-lhe a língua.

O diagnóstico chinês concentrou-se naquilo que o clínico chamou de "calor úmido". O aparelho digestivo de Marta sempre tinha lhe causado problemas, in-

cluindo gases, distensão abdominal e episódios de diarréia e espasmo. Seu clínico geral tinha-lhe dito que o seu problema era denominado "síndrome do intestino irritável". De acordo com a filosofia médica chinesa, porém, isso significa que os produtos da digestão não estavam sendo processados e que, em vez disso, acumulavam-se na forma de muco. No caso de Marta, a inflamação combinou-se com a congestão de muco na cabeça, levando ao diagnóstico de calor úmido.

O terapeuta prescreveu vários tratamentos diferentes para Marta. Primeiro ele marcou sessões de acupuntura, para reduzir a inflamação aguda dos seios paranasais. Os pontos de acupuntura visados incluíam aqueles situados acima dos próprios seios da face, resultando na quase imediata desobstrução de seu nariz e ouvidos. Além disso, pontos nas pernas e nos pés, que correspondiam a pontos do canal do estômago e do baço, drenaram a umidade e esfriaram a inflamação. Subseqüentemente, o clínico usou pontos para tonificar ou fortalecer a digestão e, num deles, acrescentou a moxa — uma erva aquecida em cima da pele — para ajudar a secar a umidade.

Além das sessões de acupuntura, Marta também tomou ervas chinesas, incluindo uma pílula chamada Pe Min Kan Wan e um pó chamado Xanthium. Juntos, eles pareciam aliviar-lhe os sintomas com eficácia pelo menos igual à de seu descongestionante, e com menos efeitos colaterais. Posteriormente, o clínico acrescentou uma tintura de ervas contendo cardamomo e outras plantas.

Marta continuou com suas sessões de acupuntura ao longo do verão. Quando o outono chegou — normalmente a pior estação para a sua alergia — Marta mal o percebeu, embora de fato tivesse precisado usar um anti-histamínico algumas vezes. Além de encontrar alívio para suas alergias, Marta também notou que estava tendo menos problemas com gases e distensão abdominal depois de comer e que, no geral, a digestão havia melhorado.

Assim como Marta, você poderá vir a descobrir que a acupuntura e as ervas da medicina chinesa irão ajudá-lo a resolver o seu problema com as alergias. Mais adiante, neste capítulo, falaremos mais sobre o modo como a acupuntura trabalha e sobre a maneira de encontrar um terapeuta qualificado. Enquanto isso, porém, talvez lhe interesse saber que a acupuntura é parte de uma fecunda e complexa abordagem em relação à saúde e à cura que engloba todos os aspectos do seu ser — mente, alma e corpo.

A Filosofia da Medicina Chinesa

Há mais de 2.500 anos, um grupo desconhecido de curadores compilou um texto conhecido como *The Yellow Emperor's Canon of Internal Medi-*

cine (*Princípios de Medicina Interna do Imperador Amarelo*). O primeiro grande tratado de medicina chinesa que chegou até nós esboça uma abordagem em relação à vida e à saúde que ainda é praticada por mais de um quarto da população do mundo e a cada ano é utilizada por um número crescente de americanos. Ela é uma filosofia complexa e abrangente baseada em princípios taoístas.

Em seu âmago, a filosofia chinesa de saúde vê a humanidade e cada pessoa como parte de uma criação mais ampla — o próprio universo. Cada um de nós está sujeito às mesmas leis que regem toda a natureza. Com efeito, a medicina chinesa refere-se ao fluxo de energia e de fluidos corpóreos como rios e canais e ao estado do corpo como um todo em termos dos elementos naturais.

Segundo a medicina chinesa, os seres humanos representam a junção entre o céu e a terra e, portanto, a fusão entre as forças cósmicas e terrenas. Na verdade, os seres humanos *são* natureza e, portanto, estão sujeitos aos seus padrões cíclicos e fluxos e refluxos. O estado de sua saúde, bem como a saúde do universo e do planeta, estão todos inter-relacionados num mesmo sistema unificado, conhecido como *Tao* ou "o caminho". Quando alguma parte desse todo unificado fica desequilibrada, desastres naturais (como enchentes ou secas) ou humanos podem ocorrer. O que agride a terra também agride cada um de nós, e curar o corpo é favorecer a saúde e o bem-estar de todo o universo.

YIN-YANG E OS CINCO CLIMAS

Na medicina chinesa a sua capacidade de manter um ambiente interno equilibrado e harmonioso determina o estado de sua saúde. A harmonia interna é expressa pelo princípio *yin-yang*, no qual duas forças opostas se uniram para criar tudo o que existe no universo. O *yin* tem conotações de frio, escuro e úmido, enquanto o *yang* é quente, brilhante e seco. O *yin* é silencioso, estático e inativo, enquanto o *yang* é dinâmico, ativo e expansivo. Nos seres humanos, são atribuídas a partes do corpo qualidades mais *yin* ou mais *yang*, o mesmo acontecendo com todos os processos fisiológicos e doenças, incluindo as alergias. Seios paranasais quentes, intumescidos e com muco espesso são considerados mais *yang*, por exemplo, enquanto tosse seca e fraqueza são mais *yin*.

Além do mais, a medicina chinesa compara os padrões internos de resposta do corpo às condições externas climáticas; em outras palavras, segundo essa filosofia, o clima existe tanto interna como externamente. O frio, por exemplo, faz as coisas se contraírem. Os vasos sangüíneos contraídos limitam a circulação, levando a uma sensação de calafrio. Se você descrever um calafrio a um adepto da medicina chinesa, ele vai descrever a sua condição como *frio*, independentemente de uma exposição ao frio ter de fato causado o problema ou de você ter ou não um resfriado comum. Existem cinco climas na medicina chinesa: frio, vento, calor, umidade e secura. Na maior parte das alergias considera-se que o vento invadiu os canais do corpo (chamados meridianos, conforme acha-se descrito mais adiante), causando parte dos sintomas respiratórios e outras repercussões.

Interligando e motivando o *yin* e o *yang* e os Cinco Climas, existe um fluxo de energia através do nosso corpo e do universo — uma força conhecida como *qi*. Segundo as tradições e filosofias da medicina chinesa, a manutenção de um fluxo rico e equilibrado de *qi* através do corpo é essencial para a saúde.

QI: A FORÇA DA VIDA

Segundo a filosofia chinesa, o desequilíbrio *yin-yang* está na origem de todas as doenças. O *yin-yang* pode ficar perturbado quando o fluxo de energia através do corpo — a energia conhecida como *qi* — está de alguma forma interrompido ou bloqueado. Conforme já mencionamos, na medicina chinesa o *qi* é a energia essencial para a vida. Todas as funções do seu corpo são manifestações do *qi* e sua saúde é determinada por um fluxo livre, suficiente e equilibrado do *qi*. O *qi* garante o funcionamento do corpo, mantendo o sangue e os fluidos em circulação para aquecer o corpo, combater as doenças e proteger o organismo contra quaisquer forças negativas provenientes do ambiente externo.

O *qi* circula pelo corpo por meio de um circuito contínuo de caminhos conhecidos como meridianos. Esses meridianos correm ao longo da superfície do corpo e passam pelos órgãos internos. Quando você está saudável, há uma abundância de *qi* fluindo suavemente pelos meridianos e órgãos, o que permite ao seu corpo operar com equilíbrio e harmonia. Se o *qi* ficar bloqueado ao longo de um dos seus meridianos, porém, o órgão ou tecido que deveria ser nutrido por essa energia não vai receber suficiente *qi* para desempenhar suas funções. Ao localizar a parte do seu corpo onde o *qi* está bloqueado e liberá-lo pela acupuntura, acupressura, ervas e exercícios, os praticantes da medicina chinesa tentam restituir ao corpo um adequado fluxo de energia.

DICA PARA ALÉRGICOS

Se você tem uma alergia alimentar, não se esqueça de telefonar para os anfitriões de qualquer jantar ao qual você tenha a intenção de ir, com suficiente antecedência, para alertá-los a respeito de suas necessidades especiais. Se eles estiverem planejando servir alguma coisa que possa fazê-lo sentir-se mal, ofereça-se para levar consigo algo que você sabe que pode comer sem perigo. Acima de tudo, não fique constrangido e nem se mostre tão descuidado acerca de suas alergias a ponto de colocar em risco sua saúde por deixar de tomar precauções simples.

Ao executar esse procedimento, os terapeutas fazem distinção entre condições causadas por uma deficiência ou fraqueza do *qi* e aquelas causadas por um excesso de *qi*. Em geral, as alergias são conseqüência de uma fraqueza do *qi*. Ou os pulmões estão fracos, levando à produção de sintomas respiratórios (espirros, tosse seca, chiados); o baço está fraco, produzindo umidade e acúmulo de muco (nariz congestionado, problemas digestivos); ou os rins estão fracos, produzindo tanto vulnerabilidade e exaustão dos sistemas imunológico e nervoso como também uma inflamação que sobe até a cabeça e a superfície do corpo. Muito freqüentemente, acham-se presentes aspectos de todos os três tipos de fraquezas.

Diagnóstico e Tratamento de Alergias

Assim como a maioria dos outros ramos da medicina natural, a medicina chinesa não possui sinais padronizados de diagnóstico ou planos de tratamento. Em vez disso, o terapeuta irá fazer uma avaliação do seu estado com base em sua constituição específica e nos seus níveis de energia. Essencialmente, os médicos da medicina chinesa tentam tratar todos os sintomas das doenças restaurando o *yin-yang* e um saudável fluxo de *qi* pelo corpo. Como as alergias são consideradas uma condição de fraqueza, a terapia iria tentar fortalecer ou tonificar o *qi* nos órgãos e meridianos nos quais ele estivesse insuficiente.

A Teoria dos Cinco Elementos, tal como é ensinada pelo professor J. R. Worsley, moderno filósofo taoísta e perito em acupuntura, acrescenta a essa discussão uma interessante perspectiva acerca das alergias. Segundo Worsley, as pessoas alérgicas a muitos alimentos e/ou fatores ambientais têm uma fraqueza naquilo que é chamado de "protetor do coração". O protetor do coração — um campo de energia no interior do corpo — tem o papel de proteger fisicamente o nosso coração (em termos de nossa capacidade de receber ou experimentar intimidade) e mentalmente (em termos de nossa comunicação com os outros). Quando está funcionando bem, a energia do protetor do coração permite-nos receber o que é apropriado e protege-nos contra o que não o é — quer a coisa inapropriada seja um alimento, substâncias ambientais ou mesmo idéias, amantes ou as emoções das outras pessoas.

Na vida de muitas pessoas, porém, algo rompeu o protetor do coração quando elas eram muito jovens. Essa ruptura pode ser franca, como no caso de abuso sexual ou incesto, ou sutil, como ocorre numa estrutura familiar que não respeita os limites da privacidade. Uma vez rompida a proteção, ela nunca volta a funcionar tão bem como antes, da mesma forma como uma porta separada de sua dobradiça nunca pode ser consertada totalmente. Desse modo, a pessoa nunca estará perfeitamente apta a distinguir o que é seguro daquilo que é perigoso. O resultado final é alguém cujo sistema reage a substâncias da vida cotidiana, mesmo que elas sejam nutritivas, como trigo e milho, ou ao ar que você respira, sem "saber" se elas são ou não seguras. As conseqüências disso são as múltiplas sensibilidades. Em termos emocionais, essas pessoas podem se tornar muito reservadas em seus relacionamentos ou, inversamente, envolverem-se em comportamento sexual arriscado. Essas pessoas podem ser muito sensíveis a fatores ambientais ou emocionais existentes ao seu redor, demonstrando, mais uma vez, um estado de hipervigilância.

Para concentrar-se no seu problema específico, o praticante da medicina chinesa irá levantar seu histórico médico e, então, realizar um exame físico completo. Assim como a maioria de nós, que estamos acostumados a um exame médico de abordagem mais convencional, você talvez considere um tanto exótica a sua visita ao consultório de um adepto da medicina chinesa. Você poderá sentir o cheiro ligeiramente adocicado da combustão da moxa, a erva freqüentemente usada como parte dos tratamentos de acupuntura. Mesmo depois de sentar-se com o terapeuta, você talvez se surpreenda com o rumo da entrevista. Primeiro, você provavelmente vai passar muito mais tempo do que o normal discutindo os sintomas que, antes de mais nada, o levaram a procurar o médico. O terapeuta vai fazer-lhe perguntas muito específicas sobre o modo como você reage ao calor ou ao frio, à umidade e à secura e às variações sazonais; ele talvez lhe pergunte sobre o modo como a passagem do dia para a noite altera seu humor e sensação de bem-estar. Outras perguntas poderiam abordar os movimentos intestinais, menstruação, hábitos alimentares e de ingestão de bebidas alcoólicas. Suas respostas a essas perguntas darão ao médico uma idéia da parte de sua fisiologia que pode estar afetando seu sistema imunológico e produzindo as alergias.

O exame físico que se segue pode também ser um pouco diferente daquele ao qual você talvez esteja acostumado. Um terapeuta que pratica a medicina chinesa dá grande importância ao seu pulso. Com efeito, ele irá sentir doze diferentes pulsos, seis de cada lado do corpo. Os pulsos também estão relacionados com os meridianos, os caminhos de energia ao longo do corpo que, se bloqueados, podem produzir doença ou dor. O terapeuta poderá também passar algum tempo observando a sua língua. Segundo os princípios da medicina chinesa, a superfície, cor e forma da língua revelam muita coisa sobre o seu corpo. Ao examinar-lhe a língua, o médico também estará tentando localizar a parte do seu corpo em que o fluxo do *qi* foi perturbado. O abdome também é importante em alguns sistemas de acupuntura e, portanto, um terapeuta chinês poderá pressionar os pontos situados sobre o seu estômago à procura de zonas doloridas, de áreas frias ou quentes e para sentir o pulso do umbigo.

Se a sua energia protetora do coração estiver fraca, o exame físico irá mostrar um retesamento na parte superior das costas e uma região dolorida perto do esterno. Você provavelmente tenderá a apresentar respiração curta e frio na região da barriga. Você talvez se queixe freqüentemente de entorpecimento ou frio nas mãos e nos pés. Tudo isso é sinal de que existe um excesso de energia represado em torno do seu peito, para proteger o coração, e que, portanto, ela não está circulando em quantidades adequadas para as outras partes do corpo.

Depois de realizar esses exames e de observar o seu humor, seu porte e sua maneira de se movimentar, o terapeuta chinês tentará criar um plano de tratamento que irá ajudá-lo a desbloquear o seu *qi* "estagnado" e a trazer o seu corpo de volta a um estado de equilíbrio.

Em termos gerais, esse plano poderá incluir a acupuntura (e, possivelmente, técnicas afins de acupressura e massagem), bem como fitoterapia, recomendações dietéticas e exercícios de qi-gong. Em geral, a estratégia para tratamento de alergias na medicina chinesa envolve o esfriamento da inflamação, o desvio do vento, a secagem da umidade e o fortalecimento das deficiências subjacentes. Se o seu protetor do coração foi rompido, o tratamento irá concentrar-se em fortalecer aquilo que é conhecido como a energia da "circulação-sexo", usando agulhas de acupuntura com moxa.

De acordo com as tradições chinesas, conforme você pode observar, o diagnóstico das suas alergias e a criação de um plano de tratamento específico para o seu caso é um processo altamente pessoal e complexo. Abaixo estão algumas descrições gerais de opções de tratamento, juntamente com algumas prescrições básicas, que talvez sejam bastante adequadas à sua condição específica.

ACUPUNTURA, ACUPRESSÃO E SHIATSU

Existem no corpo mais de mil "acupontos". O terapeuta pode estimulá-los com agulhas ou com as mãos para aumentar o fluxo do *qi* através do corpo e, assim, restaurar a saúde. Seu médico vai mostrar-lhe, num diagrama e no seu corpo, exatamente em que parte desses canais estão localizados os seus problemas. O verdadeiro ponto de inserção ou pressão depende do local de seu desequilíbrio e do modo como o seu terapeuta pretende influenciar o *qi*.

As agulhas de acupuntura são muito longas e finas. Sua inserção deve ser quase indolor, embora muitas vezes você sinta uma ligeira alfinetada e uma sensação de formigamento quando os canais de energia sob a pele são rompidos. Freqüentemente, a moxabustão é usada para aquecer e tonificar o *qi* do corpo, antes da inserção das agulhas. A moxa é constituída por ervas especiais derivadas da artemísia e suavemente aquecidas acima ou sobre um ponto de acupuntura específico.

As agulhas de acupuntura precisam ser inseridas a uma profundidade que varia de 6 milímetros a 5 centímetros ou mais, dependendo de uma variedade de fatores, incluindo o tamanho dessas agulhas e o modo como o terapeuta deseja influenciar o fluxo do *qi*. O terapeuta sempre toma cuidado para evitar os vasos sangüíneos e os órgãos internos. As agulhas são deixadas em posição por um tempo que varia de alguns segundos a uma hora; o tempo médio é de vinte minutos. O tipo, extensão e localização de seus sintomas alérgicos, bem como a região de bloqueio do *qi* irão determinar a freqüência com que você deverá visitar o acupunturista. Em média, faz-se uma visita por semana durante vários meses e, depois, cerca de uma visita por mês, para manutenção.

Na maior parte dos casos de alergia, a acupuntura deve ser tanto local (envolvendo a inserção de agulhas sobre os seios da face, por exemplo, para desobstruí-los) como sistêmica (nos acupontos situados sobre os meridianos conhecidos como *tai yin* e *yang ming*, com o propósito de eliminar a umidade e fortalecer os pulmões, por exemplo, ou sobre o canal *shao yang*, situado mais abaixo e relacionado à vesícula biliar, para eliminar o vento).

A acupressura difere da acupuntura no sentido de que se usa a pressão dos dedos, em vez da inserção de agulhas, para se estimular os acupontos. Esse método é particularmente útil para aquelas pessoas que não gostam ou têm medo de agulhas, e proporciona o conforto adicional do toque físico humano. Além disso, a teoria médica chinesa sustenta que um terapeuta pode transferir o seu próprio *qi* ou energia para o paciente através das mãos e, desse modo, pelo toque, ajudá-lo a se curar. Com um pouco de treinamento e orientação, você mesmo poderá aprender a estimular os acupontos e utilizar a acupressura em sua casa.

Um ponto de acupressura dotado da reconhecida propriedade de ajudar a aliviar as alergias — chegando mesmo a deter um ataque antes que ele se inicie — é o ponto situado no centro das pregas de suas mãos, entre o polegar e o indicador. Ao aplicar pressão gradualmente sobre esse ponto, dirigindo-a rumo ao osso que faz a ligação com o dedo indicador — e, em seguida, repetindo o processo na outra mão — você talvez venha a descobrir que pode interromper rapidamente um ataque de alergia.

Uma técnica de massagem chamada *shiatsu*, desenvolvida no Japão, é um outro método para estimular o fluxo do *qi*. O terapeuta adepto do *shiatsu* usa uma combinação de pontos de acupressura situados nos dedos, polegares, cotovelos, joelhos e pés, geralmente seguindo um padrão rítmico. Ele também poderá massagear o seu corpo ou torcer suavemente sua coluna e outras articulações para ajudá-lo a relaxar mais profundamente.

A acupuntura, a acupressura e o *shiatsu* têm todos a mesma meta: assegurar que a energia vital, conhecida como *qi*, possa movimentar-se livremente por todo o seu corpo. Os exercícios conhecidos como qi-gong, descritos mais adiante, neste capítulo, proporcionam-lhe uma outra maneira de estimular o *qi* e trazer o seu corpo novamente para um estado de equilíbrio. Além desses métodos, a medicina chinesa também usa ervas para alimentar o corpo, a mente e o espírito.

A FITOTERAPIA NA MEDICINA CHINESA

O uso de ervas é uma parte essencial da medicina tradicional chinesa. As ervas ajudam a reorganizar os elementos constituintes do corpo (*qi*, do sangue e dos fluidos corporais) dentro dos meridianos e órgãos internos, além de ajudar o corpo a lidar com o *stress* e com outras forças externas. De maneira geral, a medicina fitoterápica chinesa envolve o uso de múltiplas ervas em combinação que produzem efeitos específicos. As ervas são prescritas e podem ser usadas de muitas formas diferentes, incluindo comprimidos, tinturas (soluções à base de álcool), ou cápsulas. Você também pode usar ervas frescas, seja em infusões ou como alimento.

O adepto da medicina chinesa que você consultar irá sugerir-lhe certas ervas com base em sua constituição física e em seu problema específico. Embora seja contraproducente tentar descrever as ervas para você neste texto, sabe-se que as seguintes combinações ajudam a aliviar os sintomas de alergia. O terapeuta vai explicar-lhe o quanto tomar de cada uma dessas combinações, como prepará-las e com que freqüência e quando você deverá usá-las.

Para inflamação alérgica: Xanthium, jade screen
Para obstrução nasal e sinusite: combinação de *Pueraria* e magnólia
Para sintomas de asma: pequeno dragão azul (que contém efedra, conhecida por sua propriedade de dilatar os brônquios)
Para condições de umidade: ginseng, cardamomo, *Pinellia*, e casca de tangerina
Para problemas de deficiência renal: Rehmannia, Poris cocos
Para deficiências do sistema imunológico: astrágalo, cogumelo ganoderma.

Tal como acontece com outros aspectos do tratamento de alergias dentro da medicina chinesa tradicional, um clínico somente irá lhe prescrever um remédio à base de ervas depois de examiná-lo cuidadosamente e avaliar o seu problema. Portanto, seria contraproducente tentar automedicar-se comprando e usando essas ervas por si mesmo, sem supervisão médica.

EXERCÍCIOS QI-GONG

Uma terceira forma de terapia chinesa é o qi-gong, cuja tradução literal é "exercícios de energia". Os exercícios fortalecem o *qi* e o ajudam a movimentar-se livremente pelo corpo. Os exercícios cultivam a força interior, acalmam a mente e ajudam a manter o estado natural de harmonia interna do corpo ou a restaurá-lo, caso ele tenha sido perturbado.

Existem vários tipos de qi-gong. Alguns exercícios são semelhantes à calistenia ou aos movimentos isométricos; outros assemelham-se às posturas empregadas na meditação; e outros, ainda, envolvem a estimulação de pontos de acupressura por meio de massagens. Exercícios respiratórios tentam trazer o corpo para um estado de relaxamento e de harmonia. Esses exercícios envolvem os seguintes passos:

1. Mantendo-se de pé, respire pelo nariz e levante seus braços acima da cabeça enquanto você se volta para o seu lado direito. Ao mesmo tempo, levante o pé direito e apóie-se nos artelhos.
2. Expire pelo nariz e pela boca, baixando os braços e olhando para a frente.
3. Repita o exercício, voltando-se para o lado direito.
4. Faça o exercício mais seis vezes de cada lado.
5. Faça o exercício sete vezes enquanto mantém-se olhando para a frente, levantando os braços mais uma vez sobre a cabeça enquanto você inspira. Ao expirar pelo nariz e pela boca, abaixe os braços até eles encostarem nas regiões laterais do seu corpo.
6. Por fim, fique de pé com os braços ao lado do corpo e as palmas das mãos voltadas para a frente. Em seguida, inspire pelo nariz, movendo os braços em um arco lateral até que as palmas das mãos encontrem-se acima da sua cabeça. Então, expire pelo nariz e pela boca enquanto abaixa os braços até os flancos do corpo. Repita essa etapa mais seis vezes.

A postura básica do qi-gong envolve ficar ereto, com os pés separados entre si, os joelhos ligeiramente curvados, as costas retas e os braços diante do corpo. Você, então, deve imaginar-se segurando uma "bola de *qi*" imaginária diante de si. Se essa postura for mantida de alguns minutos a meia hora, você irá melhorar sua circulação e sentir-se mais relaxado. A medicina chinesa, com sua ênfase em harmonia interna e nos cuidados consigo mesmo, está atraindo a cada dia um número maior de americanos. Ansiosos por evitar os tratamentos muitas vezes dolorosos, geralmente caros e quase sempre ineficazes que a medicina ortodoxa tem a oferecer para a artrite, milhões de homens e mulheres encontram na meta mais elevada da medicina chinesa — alcançar harmonia interna e equilíbrio do corpo e do espírito — um alívio imediato e, no fim das contas, uma fonte de motivação.

No Capítulo 6 você vai aprender sobre um outro sistema de medicina, desenvolvido na Índia, que também considera a saúde e a cura a partir de uma perspectiva natural e holística.

"Com o olhar sagaz
da harmonia e o profundo
poder da alegria,
conseguimos enxergar
a vida das coisas."

Wordsworth

6

Medicina da Índia

Depois de assistir a uma palestra proferida por um terapeuta e filósofo ayurvédico, Tony resolveu procurar um médico ayurvédico para tratar alergias que o tinham atormentado durante a maior parte da sua vida. Segundo o seu médico ortodoxo, que tinha executado os testes de pele, Tony era alérgico a poeira, pólen, árvores, gramas, ambrosia e a pêlos de animais. Embora os testes tenham dado resultado negativo, Tony também acreditava ser alérgico a trigo, milho, amendoim e soja e, provavelmente, também a outros alimentos. Além dos sintomas clássicos da febre do feno (espirro, obstrução nasal e tosse), ele tinha ardor nos olhos, distensão abdominal, acúmulo de gases no intestino e mostrava-se bastante agitado.

Tony descobriu um médico com treinamento tanto em medicina ocidental como na ayurvédica. Em sua primeira consulta, o médico levantou um histórico médico convencional e fez um exame físico regular. Durante o exame, Tony surpreendeu-se com o fato de o médico passar muito tempo observando-lhe a língua. Ele também demonstrou um interesse exagerado por uma série de pulsos em sua munheca. Ele perguntou se Tony sempre tinha sido tão magro (sim) e se ele tendia a mostrar-se sensível a sons, a luzes ou mesmo a mudanças emocionais que ocorriam ao seu redor (também sim).

O médico diagnosticou os problemas alérgicos de Tony como um "distúrbio vata primário com um desequilíbrio pitta secundário". Ele explicou que, dentro da tradição ayurvédica, existiam três humores biológicos, cada um dos quais presente, em maior ou menor grau, em todas as pessoas e com suas próprias características. O médico explicou que um desequilíbrio do vata *— o tipo de corpo associado ao princípio do ar — deixava Tony nervoso e seu sistema imunológico mais sensível, o que resultava no aparecimento das alergias. O seu corpo reagia aos alimentos que agravavam o* vata, *como milho e soja. O aspecto* pitta *(fogo) desse distúrbio revelou-se na inflamação dos olhos e seios da face.*

O tratamento começou com um breve período de jejum durante o qual Tony bebeu chá de limão preparado com mel. Embora Tony nunca tivesse conseguido perder uma refeição sem sentir-se fraco, o jejum na verdade pareceu ajudar em seus sintomas. Depois disso o médico prescreveu uma dieta "antivata". A dieta favorecia a ingestão de alimentos cozidos em vez de crus, e eliminou a maioria dos produtos contendo farinha de trigo e leveduras, bem como outros alimentos que se expandiam durante o cozimento ou preparação (visto que o ar fazia o vata *ficar pior). O médico disse a Tony que ele deveria sentir-se livre para comer produtos de origem animal, alguns cereais integrais cozidos, castanhas e sementes e certos vegetais cozidos. Tony admirou-se com o nível de detalhes que o médico e seu assistente incluíram em sua dieta, chegando mesmo a sugerir que seria muito melhor se ele optasse por comer na companhia de outras pessoas em vez de fazê-lo sozinho.*

O próximo passo do tratamento envolveu a realização de um exercício de respiração chamado lunar pranayama, *no qual Tony inspirava primeiro pela narina esquerda (dizendo mentalmente a palavra "so") e, então, expirava pela narina direita (dizendo "hum"). O médico também mostrou-lhe algumas posturas simples de yoga para ele praticar, incluindo a reverência e a saudação ao Sol. Para Tony, a mais estranha de todas as instruções envolvia um ritual de limpeza do nariz e dos seios da face. Usando um recipiente especial chamado vaso* netti, *ele primeiramente despejou água salgada nos seios da face, mantendo a cabeça para trás, até os seios serem irrigados e, depois, inclinando a cabeça para a frente para deixar que eles drenassem. Embora esse procedimento no início lhe parecesse estranho, o médico explicou-lhe que a ayurveda considera os seios da face e o cólon como se fossem "segundas peles"; portanto, Tony deveria limpá-los da mesma forma como limpava a sua pele.*

Por fim, o médico deu a Tony ervas chamadas Chyavan Prash e ashwaganda, bem como manjericão, gotu koa, cálamo e gengibre. Tony também recebeu uma espécie de manteiga semilíquida de leite de búfala, chamada manteiga de cálamo, para esfregar em torno do nariz, e um óleo aromático de cânfora para salpicar em sua testa e têmporas pela manhã e à noite. Depois de seguir fielmente esse plano de tratamento durante alguns meses, Tony sentiu uma grande diferença na freqüência e intensidade de seus ataques de alergia. Melhor ainda, ele sentiu-se mais calmo do que jamais estivera havia anos, sua digestão tinha melhorado sensivelmente com a nova dieta e ele chegou mesmo a sentir-se emocionalmente mais equilibrado.

Assim como Tony, você talvez esteja procurando uma nova maneira de considerar seu corpo, sua saúde e seu lugar no universo e na natureza. Se você tem problemas com algum tipo de alergia, talvez você queira explorar o ayurveda, uma tradição de saúde e cura da Índia antiga.

Em sânscrito, a principal língua da Índia antiga, ayurveda significa "conhecimento da vida". Na verdade, muito mais do que um compêndio de tratamentos médicos, a ayurveda representa uma completa filosofia de vida, da maneira de viver e da boa saúde. Assim como sua prima, a medicina tradicional chinesa, a medicina ayurvédica vê cada indivíduo como uma extensão do universo, e a saúde como um estado de equilíbrio dentro do corpo e entre o corpo e o universo. Na ayurveda, assim como na maioria das formas holísticas de saúde e cura, não existe nenhuma linha divisória entre corpo, mente e espírito. Na verdade, os desequilíbrios psicológicos e espirituais podem causar tanto doenças como desequilíbrios físicos. Suas alergias, por exemplo, poderiam ser decorrentes — ou, pelo menos, exacerbadas — de um excesso de *stress* em sua vida ou pelo fato de você ser infeliz no seu relacionamento com as outras pessoas.

Da mesma forma, no âmbito da medicina ayurvédica, o tratamento procura não apenas aliviar um ou dois sintomas de isolamento, mas, antes, trazer todo o corpo de volta a um estado de equilíbrio. Conforme mostra o estudo de caso de Tony, a medicina ayurvédica usa uma combinação de ervas, dieta, rituais de limpeza e yoga.

O ABC da Filosofia Ayurvédica

Ao explorar os princípios ayurvédicos em relação aos seus problemas de alergia, tenha em mente que a ayurveda ensina que todo tipo de vida

— incluindo a doença e os seus sintomas — consiste em aprendizado e autoconhecimento dependendo deles. Desse modo, você talvez prefira considerar seu acordo com as alergias como uma oportunidade para reexaminar seu estado espiritual e físico. Ao fazer isso, você estará trabalhando — espiritual e fisicamente — para corrigir quaisquer desequilíbrios internos e, assim, realinhar o corpo com a energia da natureza e do universo. Mais adiante, neste capítulo, nós lhe mostraremos algumas das maneiras pelas quais as terapias ayurvédicas podem ser usadas no tratamento de alergias. Enquanto isso, eis aqui um rápido esboço da filosofia ayurvédica.

PRANA (A FORÇA DA VIDA) E OS TRÊS DOSHAS

Conhecida na medicina chinesa como "qi", na ayurveda a energia da vida é chamada de "prana". Prana é a energia que anima a vida, proporcionando vitalidade e resistência a cada ser humano. O prana também é considerado a energia que está por trás do processo de cura. Na verdade, a ayurveda ensina que cada um de nós tem um Curador Divino dentro de nós, o qual é alimentado pelo prana e, se for adequadamente apoiado e dirigido, pode restituir ao corpo a saúde e o equilíbrio.

O equilíbrio é um tema particularmente importante na medicina ayurvédica, tal como acontece na medicina tradicional chinesa. Nesta filosofia indiana, equilíbrio e harmonia são mantidos por aquilo que conhecemos como os *três doshas*, forças de energia que atuam sobre as substâncias e órgãos do corpo. Quando os três doshas estão equilibrados, o corpo funciona harmoniosamente e com saúde; caso contrário, surgem as doenças.

Os três doshas são chamados de vata, pitta e kapha. Vata representa movimento e ar; pitta, metabolismo e calor; e kapha, estrutura. Para que a saúde seja mantida, esses três princípios devem estar adequadamente equilibrados em cada célula do corpo. A ayurveda ensina que um equilíbrio entre os doshas irá permitir que as suas faculdades físicas, emocionais e intelectuais funcionem com vigor e energia.

Segundo os princípios ayurvédicos, cada indivíduo tem um tipo específico de corpo baseado em um dos três doshas. Em essência, uma dessas qualidades — movimento, calor ou estabilidade — predomina, ajudando a formar a singular personalidade e fisiologia de cada pessoa. Seu tipo de corpo ayurvédico é como um plano que delineia as tendências inatas construídas em seu sistema. Ele ajuda a explicar por que você consegue consumir muito sal sem sofrer quaisquer efeitos maléficos enquanto a pressão arterial de sua irmã aumenta quando ela exagera no sódio. Ou, então, por que o consumo de certos alimentos desarranja o seu sistema digestivo ou faz você ter uma erupção cutânea, mas não produz nenhuma conseqüência adversa no seu amigo. Como a principal meta da medicina ayurvédica é, antes de mais nada, prevenir a ocorrência das doenças, torna-se fundamental que a pessoa compreenda o próprio dosha e adote um modo de vida planejado com o propósito de manter o equilíbrio dos doshas. Ademais, ao identificar com precisão o seu tipo de corpo, um terapeuta ayurvédico pode diagnosticar e tratar o seu problema de maneira mais eficaz.

A forma de seu corpo, sua personalidade e muitos outros atributos físicos e emocionais determinam o seu dosha. Adiante acham-se apresentadas breves descrições de cada tipo de dosha na medida em que isso se aplica ao tipo de corpo:

Vata representa a força do movimento e do ar dentro do seu corpo. Ela ativa o sistema físico e é responsável pela respiração e pelo fluxo de sangue ao longo do corpo. As sedes do vata — os lugares do corpo a partir dos quais ele brota — são o intestino grosso, a cavidade pélvica, a pele, os ouvidos e as coxas. Os órgãos associados ao vata incluem o cérebro (especialmente a atividade motora), o coração e os pulmões. O vata é o dosha mais associado com as alergias, bem como com a artrite e outros problemas da musculatura ou do esqueleto.

Se você tem um corpo predominantemente do tipo vata, você tende a ser mais magro (como Tony), com traços bem definidos e pele fria e seca. Você tende a falar rápido e a ter uma mente ativa e cheia de criatividade. Seus horários provavelmente são irregulares e você pode ter propensão para sentir-se ansioso e preocupado. A estação vata é o outono — uma estação seca e ventosa durante a qual as pessoas vata muitas vezes sofrem graves ataques de alergia e outras doenças dos órgãos vata.

O dosha *pitta* rege os processos metabólicos das células. Os órgãos associados a pitta incluem o sangue, o cérebro (especialmente memória e aprendizado), hormônios, fígado, intestino delgado e baço. Se seu corpo é do tipo pitta, você tende a ter compleição mediana, cabelos finos e pele quente e rosada. As pessoas do tipo pitta são organizadas, trabalham duro e têm hábitos regulares de sono e alimentação. Embora geralmente sejam amáveis e afetuosas, uma pessoa predominantemente com um dosha pitta poderá também exibir rápidos ataques de raiva. Os pittas estão propensos a sofrer de acne, hemorróidas e úlceras, podendo muitas vezes sentir calor e sede. A estação pitta é o verão, quando o calor e a luz brilhante podem agravar os distúrbios relacionados ao pitta, incluindo erupções cutâneas alérgicas, diarréia e problemas inflamatórios.

O *kapha* é responsável pela força física. Localizado no peito, nos pulmões e no fluido espinhal, ele mantém a união da estrutura do corpo. Os órgãos associados ao kapha incluem o cérebro (armazenamento de informações), articulações, linfa e estômago. Caso seu corpo seja predominantemente do tipo kapha, você tenderá a ter uma constituição pesada, com pele fria e oleosa. Os kaphas com freqüência são pessoas muito tranqüilas e tolerantes, que demoram para perder a calma e têm uma tendência para adiar compromissos. Dormem muito e talvez não comam por motivos fisiológicos, mas pelo prazer emocional que a comida lhes proporciona. Os tipos kapha são particularmente propensos à obesidade, bem como a doenças dos órgãos kapha, como alergias e sinusites. A estação kapha é o inverno, quando o sistema respiratório está particularmente suscetível a resfriados e a congestões.

O Processo de Diagnóstico

O terapeuta ayurvédico começa fazendo uma série de perguntas sobre a sua vida e hábitos pessoais, bem como levantando informações a respeito dos seus sintomas alérgicos em particular. O terapeuta vai tomar nota não apenas *do que* você diz, mas também do *modo* como você o faz: a força e sinceridade (ou falta dela) em sua voz podem refletir sua disposição para aceitar a responsabilidade por sua própria saúde. O terapeuta ayurvédico provavelmente vai começar o seu exame físico tomando seu pulso. Com efeito, ele vai sentir-lhe o pulso em seis lugares diferentes — três na munheca esquerda e três na direita. A medida do pulso proporciona ao terapeuta informações sobre o movimento de energia — chamada prana — pelo corpo, bem como sobre a saúde geral de cada órgão interno. Outro instrumento importante usado no diagnóstico da medicina tradicional chinesa é o exame da língua. A tradição ayurvédica divide a língua em áreas que refletem os diferentes órgãos. A superfície da língua indica a quantidade e o tipo de toxinas nos órgãos. Você talvez ache estranho que queiramos cheirar e tocar sua pele durante o exame; não se preocupe; essa é uma parte perfeitamente natural do procedimento diagnóstico ayurvédico.

Com base nos resultados desses e de outros procedimentos de exame, um médico ayurvédico tentará localizar seus pontos fortes e suas fraquezas físicas e emocionais, tais como são definidas pelos princípios ayurvédicos. Discutimos alguns deles na seção abaixo.

A Receita Ayurvédica

Todos os tratamentos para alergias — na verdade, para todas as doenças e desequilíbrios — envolvem o uso de dieta e nutrição, ervas, exercícios de yoga, meditação, massagens e exercícios respiratórios. É importante lembrar que a medicina ayurvédica não trata nenhuma condição isoladamente e que, por conseguinte, todo o corpo precisa ser colocado em equilíbrio, antes que um sintoma específico — como coceira nos olhos, dores de cabeça ou congestão — possa ser aliviado.

De modo geral, a medicina ayurvédica considera as alergias como uma condição *ama*, a qual envolve o sistema digestivo — mesmo quando o alimento não é o responsável direto pelo desencadeamento de uma resposta alérgica. De acordo com essa filosofia, uma pessoa com alergia está tendo problema para digerir certos alimentos, e isso leva a um colapso generalizado de todo o corpo e a reações alérgicas a substâncias sob outros aspectos benignas.

PANCHAKARMA

O primeiro passo em seu tratamento pode envolver o *panchakarma*, que é o processo de desintoxicação (eliminação das toxinas ou impurezas de seu corpo). A desintoxicação pode incluir indução de vômitos, enemas, purificação do sangue (por sangrias ou usando ervas que afinem o sangue) e, até mesmo, duchas nasais, como aquelas que Tony realizou — tudo isso sobre a estrita e cuidadosa supervisão do terapeuta ayurvédico. Yoga, cânticos, meditação e ficar deitado ao Sol por longos períodos constituem outro estágio do processo de limpeza.

Depois disso, costuma vir um período de *tonificação* ou fortalecimento. Durante a tonificação você vai consumir certas ervas e realizar exercícios específicos de yoga e respiração. Ao mesmo tempo ou, talvez, no próximo estágio do processo de cura, você passará muito tempo meditando. Chamado *satvajaya*, a meta deste estágio é reduzir os seus níveis de *stress* psicológico e emocional, bem como ajudar a liberar emoções e idéias negativas.

Uma vez que o seu corpo esteja purificado por esse processo, o terapeuta provavelmente vai delinear um plano para alterar o seu modo de vida com o propósito de proteger o seu corpo e mantê-lo em equilíbrio. Esse plano envolve comer alimentos certos e encontrar energia espiritual e física nos exercícios conhecidos como yoga.

DICA PARA ALÉRGICOS

Muitas mulheres são sensíveis a substâncias encontradas em cosméticos. Se você for uma delas, tente usar a menor quantidade possível desses produtos. Evite perfumes e produtos perfumados e, em vez disso, opte por aqueles em cujo rótulo conste "sem perfume e hipoalergênico". Antes de usar quaisquer desses produtos, aplique uma pequena quantidade na parte interna do antebraço e espere 24 horas. Se perceber alguma reação adversa, não use o produto.

UM PLANO ALIMENTAR LIVRE DE ALERGIA

O terapeuta ayurvédico irá formular um plano de alimentação baseado em sua fisiologia e em suas necessidades específicas. Como você percebeu ao ler a história de caso de Tony, essa dieta é altamente pessoal e, assim, seria impossível adivinhar o que um terapeuta ayurvédico consideraria apropriado para a sua constituição e seu problema específico.

De modo geral, todavia, um plano de alimentação antialérgica poderia incluir um aumento da quantidade de alimentos que estimulem a produção da imunoglobulina A (IgA). Conforme você viu no Capítulo 2, essa imunoglobulina ocorre principalmente no trato gastrintestinal e ajuda a combater microrganismos nocivos que invadem essa parte do corpo. As ervas que ajudam a estimular a produção de IgA incluem o gengibre, o alho, a cebola, a pimenta-de-caiena e a pimenta-do-reino. Quaisquer alimentos que utilizem essas ervas em sua preparação podem ajudar a aliviar a condição *ama* subjacente que possa estar causando as suas alergias. Além do mais, talvez lhe faça bem tentar uma dieta rotativa, como aquela que descrevemos no Capítulo 4. Dessa maneira, você vai aumentar a variedade de alimentos ingeridos e, ao mesmo tempo, evitará sobrecarregar o corpo com uma substância. Uma vez mais, todavia, um plano de dieta elaborado de acordo com essa tradição é altamente pessoal; se você for alérgico a alimentos que contenham erva-moura, por exemplo, comer muita pimenta será contraproducente. Você deve trabalhar em estreita colaboração com o seu terapeuta ayurvédico para encontrar um plano de alimentação que seja correto para o seu caso.

YOGA: EXERCÍCIOS PARA O CORPO E A MENTE

Os exercícios de yoga ajudam a estimular e a esticar seus músculos e órgãos e a trazer sua mente e seu corpo para um estado mais profundo de relaxamento. Existem dezenas de técnicas e exercícios de yoga e, de fato, diferentes escolas de yoga, cada qual com filosofia e ênfase ligeiramente diversas. Na verdade, o estudo da yoga em sua plena extensão e inúmeros níveis é um empreendimento para uma vida toda e que, conforme afirma a tradição ayurvédica, conduz à verdadeira harmonia e saúde.

As posturas da yoga, realizadas corretamente e praticadas com regularidade, irão ajudá-lo a manter o corpo equilibrado e a preservar a elasticidade e flexibilidade dos músculos e tendões. Em seu livro *Perfect Health*, Deepak Chopra, médico, descreve um programa de yoga com três elementos que ele recomenda a seus pacientes. Chamado de "Exercícios dos Três Doshas", ele inicia-se com um exercício chamado "Saudação ao Sol", que é um exercício ayurvédico completo que procura integrar todo o seu corpo, mente e espírito. Ele também alonga e fortalece todos os principais grupos de músculos e lubrifica as articulações ao mesmo tempo que aumenta o fluxo de sangue pelo corpo.

A Saudação ao Sol consiste em doze posturas que você deve realizar numa seqüência contínua, uma logo depois da outra. É importante que você continue respirando de forma profunda e regular ao longo de todo esse exercício. Não se esqueça de que a Saudação ao Sol, quando corretamente realizada, é um exercício vigoroso, que requer energia e flexibilidade. Comece devagar e não distenda os músculos tentando alcançar posições para as quais o seu corpo ainda não está pronto.

A Saudação ao Sol (Surya Namaskar)

1. Fique de pé e ereto, com os pés juntos e os dedos e as palmas das mãos juntos diante do peito, de modo que os dedos apontem para cima e os polegares toquem o peito. Esse é o tradicional gesto indiano de respeito ou homenagem. Se quiser, pense no Sol enchendo-lhe o corpo de energia.

2. Ao inspirar, levante os braços para o alto e para trás, com a palma das mãos voltada para a frente. Deixe a cabeça cair para trás, curvando suavemente a coluna para trás desde a cintura.
3. Ao expirar, curve-se para a frente a partir da cintura e tente encostar as mãos no chão, ao lado dos pés. Chegue o mais perto que puder, mas não force. Tente pressionar o rosto contra as coxas. Se não conseguir alcançar o chão, dobre os joelhos até conseguir tocá-lo com as mãos.
4. Ao inspirar e levantar a cabeça, estique a perna direita para trás e apóie-se sobre o joelho direito. As mãos e o pé esquerdo permanecem na mesma posição.
5. Enquanto segura o fôlego, corrija a perna direita e coloque o seu pé esquerdo ao lado do direito. Suas mãos e os dedos dos pés estão agora sustentando o seu corpo. Da sua nuca até os calcanhares deve haver uma linha reta. Essa é chamada de Postura do Carrinho de Mão.
6. Ao expirar, dobre os braços e abaixe a testa, peito e joelhos até o chão. Tente manter a bacia e a panturrilha no alto retesando os músculos do abdome e cerrando os artelhos.
7. Ao inspirar, endireite os braços e levante o corpo para trás e para cima, mantendo a bacia e as pernas junto ao chão. As costas devem formar um suave arco, com o queixo apontando na direção do teto.
8. Ao expirar, levante a bacia e os quadris e coloque a cabeça entre as mãos. Os braços devem permanecer rentes ao chão, as palmas das mãos devem suportar a parte superior do corpo e as nádegas devem formar o ponto mais elevado. Seu corpo agora está formando um triângulo, com as mãos e os pés formando a base.
9. Ao inspirar, dê um longo passo para a frente com o pé direito, colocando-o em alinhamento com as mãos. Ao mesmo tempo, abaixe o joelho esquerdo até o chão e erga o peito para cima e para a frente. (Essa é a Posição 4, só que você está se ajoelhando com o joelho esquerdo, em vez de com o direito.)
10. Ao expirar, assuma novamente a Posição 3, trazendo o pé esquerdo para a frente e colocando-o ao lado do pé direito, levantando os quadris e endireitando ou quase endireitando as pernas.
11. Ao inspirar, endireite a cintura e levante os braços para cima e para trás, basicamente repetindo a Posição 2.

12. Ao expirar, abaixe os braços, colocando-os ao lado do corpo, e fique de pé e ereto.

Essas 12 posturas formam a Saudação ao Sol. Depois que você a tiver executado algumas vezes, ela deverá parecer uma coisa natural para você. Não faça movimentos bruscos, não force e não se apresse durante os exercícios. Respire fundo, sentindo a energia entrar todas as vezes que você inala e a tensão desaparecer cada vez que você expira.

A Saudação ao Sol é apenas um dentre centenas de exercícios de yoga. No *Guia da Literatura* você vai encontrar uma lista de livros sobre yoga que talvez sejam do seu interesse.

Outra prescrição comum para pessoas interessadas em tratar seu corpo com técnicas de cura indiana é chamada de respiração equilibrada ou *pranayama*. Esse exercício envolve aprender a controlar e apreciar o ato de captar oxigênio e eliminar dióxido de carbono e outras toxinas — incluindo alérgenos em potencial, como a ambrosia.

Para executar um exercício de pranayama, que é particularmente benéfico para pessoas que sofrem de alergias, feche delicadamente a narina direita com o polegar e, em seguida, expire e inspire uma vez pela narina esquerda. Feche a narina esquerda com os dedos anular e médio e expire e inspire uma vez com a narina direita. Continue alternando a respiração entre as duas narinas por cinco minutos. Lembre-se de permanecer quieto e inicie cada ciclo respiratório com uma *expiração* e termine com uma *inspiração*. Respire naturalmente; não há necessidade de respirar fundo. Você está simplesmente aprendendo a silenciar o seu corpo e a sua alma enquanto leva nutrição para o corpo.

Conforme dissemos no início deste capítulo, a medicina ayurvédica é um sistema antigo, complexo e multifacetado de saúde e cura. Sua meta — levar o corpo de volta a um estado de equilíbrio e harmonia com a natureza e seu estado natural — é algo que todos devemos nos esforçar por alcançar. Quanto mais perto você chegar desse ideal, menor a probabilidade de que você continue a sofrer os efeitos de suas alergias com a mesma freqüência e intensidade de hoje. Se você estiver interessado em estudar mais profundamente a medicina ayurvédica, veja o *Guia da Literatura*. Enquanto isso, vamos agora examinar uma outra maneira de tratar alergias e outros problemas, a qual utiliza o poder natural de cura das ervas.

"Você não conserta as pessoas. O que você está tentando fazer com os seres humanos é ajudá-los a crescer."

Lawrence LeShan

7

A Fitoterapia em Ação

Loretta preparou-se para mais um outono durante o qual seu nariz ficaria entupido, seus olhos iriam coçar, seu rosto daria a impressão de estar se desprendendo e sua voz soaria como se ela estivesse falando através de um pudim. Durante anos ela havia tomado remédios para alergia, os quais tinham ajudado a aliviar alguns dos seus sintomas, mas seu médico ainda a mantinha sob uso contínuo de anti-histamínicos, descongestionantes e colírio para reduzir a irritação dos olhos. Cansada de tomar tantos medicamentos diferentes, Loretta resolveu procurar a ajuda de uma fitoterapeuta com habilidades e interesses especiais em aromaterapia.

A atmosfera do consultório da aromaterapeuta era muito tranqüila e relaxante. Loretta notou a presença de um odor leve e muito agradável e viu que a iluminação era suave e confortante. A aromaterapeuta pediu-lhe que se sentasse em uma poltrona confortável, que se inclinava para trás, e então fez-lhe uma série de perguntas sobre seus sintomas alérgicos. Além de relatá-los, Loretta também admitiu que estava passando por uma situação de extremo stress no trabalho e que seu pescoço e ombros estavam cronicamente tensos e doloridos.

A terapeuta, então, trouxe vários pequenos frascos de óleos essenciais e colocou-os sobre a mesa. Ela pediu que Loretta cheirasse dois deles e escolhesse o seu favorito. Loretta escolheu um óleo feito de uma mistura de alfazema e eucalipto. A terapeuta esfregou lentamente uma pequena porção desse óleo nas têmporas, na nuca, na região dos maxilares e em torno do pescoço de Loretta. Em seguida, usando os polegares, a terapeuta massageou suavemente os ossos malares e os seios da face de Loretta enquanto esta mantinha os olhos fechados e ouvia uma suave música de fundo. Posteriormente Loretta contou a uma amiga que era como se ela tivesse sido transportada para o lugar mais relaxante que fosse capaz de imaginar.

Por fim, a terapeuta massageou o pescoço e a parte superior das costas de Loretta, explicando que o retesamento dos músculos dessa área impedia a adequada drenagem da linfa e sobrecarregava os seios da face. Ela encerrou a sessão fazendo Loretta inalar um óleo essencial diferente, contendo essência de limão e tomilho. Ela deu uma tintura para Loretta levar para casa e instruiu-a a colocar um pouco na água quente e inalá-la várias vezes ao dia ao mesmo tempo que massageava os seios da face. Loretta deixou o consultório sentindo-se mais saudável e equilibrada do que jamais se sentira em muitos anos e seu nariz e olhos pareceram ficar mais limpos.

Loretta fez seus tratamentos em casa, conforme fora combinado, e visitou regularmente a aromaterapeuta durante a estação alérgica. Embora ocasionalmente ainda usasse alguns medicamentos, ela teve a estação alérgica mais tranqüila e saudável de que podia se lembrar.

O Poder de Cura das Ervas

Por mais exótica que ela possa parecer para aqueles dentre nós que estão acostumados com os medicamentos modernos, a fitoterapia tem sido parte integrante de toda cultura na história. Mesmo a moderna medicina ortodoxa está intimamente ligada às tradições fitoterápicas: árvores, arbustos e outras plantas e compostos naturais são a base de, aproximadamente, 25% de todos os medicamentos atualmente vendidos sob prescrição médica nos Estados Unidos. O resto do mundo usa com freqüência ainda maior a fitoterapia. Os europeus, por exemplo, gastam mais de 6 bilhões de dólares por ano em medicamentos preparados a partir de ervas. Além disso, versões artificiais de compostos orgânicos e substâncias contidas em plantas formam um outro grande segmento do mercado farmacêutico. Hoje, todavia, um número cada vez maior de pessoas está se voltando para a fitoterapia e para a sua prima, a aromaterapia, em sua busca de métodos de cura mais saudáveis e naturais.

Tal como outras formas de terapia alternativa, a fitoterapia e a aromaterapia não procuram curar a doença *per se*, mas ajudar o corpo a permanecer ou a voltar a um estado de equilíbrio que conhecemos como saúde. Na tentativa de fazer com que isso aconteça, os fitoterapeutas tendem a desenvolver um plano de tratamento muito mais individualizado e pessoal do que a maioria dos médicos ortodoxos dão-se ao trabalho de fazer.

Embora cada pessoa que visite um fito ou aromaterapeuta provavelmente vá sair com uma prescrição diferente (ainda que para a mesma queixa), existem algumas generalizações que podem ser feitas sobre o possível uso de remédios para alergias: um fitoterapeuta poderia recomendar ervas para ajudar a eliminar toxinas e alérgenos, outras para estimular o sistema imunológico e outras ainda para tratar sintomas específicos, como congestão, desarranjos estomacais e coceira na pele. Assim como faria um aromaterapeuta, ele poderia recomendar uma variedade de óleos essenciais usados de modo geral para os mesmos propósitos: aliviar os problemas respiratórios e gastrintestinais e, ao mesmo tempo, fortalecer o corpo como um todo.

Numa primeira visita a um fitoterapeuta, você deve esperar que ele levante um histórico médico completo. Entre os tópicos mais importantes discutidos estará a natureza exata dos seus sintomas e dos fatores desencadeantes, bem como qualquer tratamento médico para alergia que você tenha feito no passado. Com base no que for descoberto durante o exame, o fitoterapeuta irá prescrever um ou mais medicamentos voltados tanto para o fortalecimento de sua constituição subjacente como para o alívio dos seus sintomas.

Fitoterapia: A Farmácia da Natureza

De modo geral, os remédios à base de ervas funcionam da mesma maneira que os medicamentos farmacêuticos convencionais. As ervas contêm um grande número de substâncias que ocorrem naturalmente e que atuam no sentido de alterar a química do corpo para fazê-lo retornar ao seu estado natural de saúde. Diferentemente dos medicamentos purificados, todavia, as plantas e outros materiais de origem orgânica contêm uma grande variedade de substâncias e, portanto, menor teor de qualquer componente ativo específico. Essa característica faz com que as ervas sejam potencialmente muito menos tóxicas para o corpo do que a maioria dos produtos farmacêuticos. Um outro benefício das ervas naturais é que elas tendem a conter combinações de substâncias que funcionam juntas para restaurar o equilíbrio do corpo com um mínimo de efeitos colaterais. A ulmária é um bom exemplo: ela contém compostos semelhantes àqueles usados na aspirina e que atuam como antiinflamatórios. Esses compostos, chamados salicilatos, costumam irritar o revestimento do estômago. Ao contrário da aspirina preparada comercialmente, porém, a ulmária também contém substâncias que acalmam a mucosa gástrica e reduzem a acidez do estômago, proporcionando alívio à dor e protegendo o estômago contra a irritação.

Ervas de todos os tipos são disponíveis de muitas formas, incluindo:

Ervas integrais. Plantas ou partes de plantas são secas e picadas ou pulverizadas para serem usadas em infusões ou como ervas para cocção.

Cápsulas e comprimidos. Cada vez mais populares entre os consumidores, as cápsulas e comprimidos fazem com que as pessoas consumam ervas rapidamente e sem sentir-lhes o gosto.

Extratos e tinturas. Os extratos e tinturas são preparados moendo-se as raízes, folhas e flores de uma erva e deixando-as imersas em uma solução de álcool ou água por algum tempo. O álcool extrai a maior quantidade possível de ingredientes ativos de uma erva e funciona como conservante.

Cataplasmas e ungüentos. Ervas moídas constituem a base das aplicações externas para serem colocadas diretamente sobre sua pele. Os cataplasmas são emplastros quentes aplicados à pele e preparados misturando-se ervas moídas com água quente e colocando-as em um saco de musselina que então é aplicado sobre uma articulação ou músculo doente. Ungüento é um creme ou pomada à base de ervas que você pode comprar numa loja de alimentos naturais ou através do seu fitoterapeuta.

Ervas Usadas no Tratamento de Alergias

A prescrição para um remédio à base de ervas tende a ser muito pessoal e individualizada e leva em consideração seus sintomas, hábitos e necessidades específicos. Abaixo estão relacionadas algumas das ervas mais freqüentemente prescritas para homens e mulheres com alergia.

PARA REDUZIR O ACÚMULO DE MUCO

Hidraste *(Hydrastis canadensis)*. Também conhecida como raiz amarela, a hidraste seca e tem um efeito calmante sobre as membranas mucosas de todo o corpo. Essa característica faz com que ela seja útil para aliviar problemas de congestão e de excesso de muco, tanto no sistema respiratório como no trato digestivo.

Prescrição e preparação: A hidraste geralmente é vendida na forma de cápsulas (tomadas 2 a 5 vezes ao dia) e como tintura (1/2 a uma colher de chá ao dia). Você também pode comprá-la em forma de pó, a partir do qual você pode fazer uma infusão despejando uma xícara de água fervente sobre cerca de 1/2 a 1 colher de chá do pó (tomada duas vezes ao dia).

Salva *(Salvia officinalis)*. A salva é um remédio clássico para membranas mucosas inflamadas e congestionadas. Ela pode ser usada internamente ou como um colutório (se sua garganta ou boca também estiverem inflamadas).

Prescrição e preparação: Você pode usar cerca de uma colher de chá de folhas secas de salva para fazer um chá a ser tomado 3 vezes ao dia. A tintura de salva também está disponível. Você pode tomar cerca de 2 a 4 mililitros 3 vezes ao dia.

PARA REDUZIR A INFLAMAÇÃO

Pimenta-de-caiena *(Capsicum minimum)*. A pimenta-de-caiena é um dos mais úteis remédios à base de ervas de que dispomos. Seu ingrediente ativo, a capsaicina, é um eficiente antiinflamatório e, assim, ajuda a acalmar a queimação das vias nasais, da árvore bronquial e pulmões. A pimenta-de-caiena também é um bom tônico digestivo e faz bem para o coração e a circulação. Ela é rica em vitamina C e em outros poderosos antioxidantes.

Prescrição e preparação: A pimenta-de-caiena pode ser facilmente encontrada na forma de pó e pode ser usada em alimentos, bebidas, como chá (uma xícara de água fervente sobre 1/2 a 1 colher de chá de pimenta-de-caiena) e tomada como uma tintura (0,25 a 1 mililitro 3 vezes ao dia).

Milefólio *(Achillea millefolium)*. Poderoso antiinflamatório, o milefólio é útil no tratamento de febres. Ele também diminui a pressão arterial, estimula a digestão e reduz o inchaço do tecido bronquial.

Prescrição e preparação. Você pode usar as folhas secas do milefólio para fazer um chá ou consumi-lo na forma de tintura (cerca de 2 a 4 mililitros 3 vezes ao dia).

PARA FORTALECER O SISTEMA IMUNOLÓGICO

Astrágalo (*Astragalus membranaceus*). Essa antiga erva chinesa ainda é usada para aumentar a resistência à doença. Ela tem o efeito de esquentar o corpo e de acalmar o trato digestivo e outros órgãos.

Prescrição e preparação: O astrágalo é mais comumente disponível comercialmente na forma de cápsulas (1 cápsula de 400 miligramas, 3 vezes ao dia) e tinturas (1 colher de chá 3 vezes ao dia).

Echinacea (*Echinacea angustifolia*). Esta planta é um remédio tradicional dos americanos nativos, conhecido por suas extraordinárias propriedades de estimulação do sistema imunológico. Muitos estudos clínicos e laboratoriais documentam a capacidade da *Echinacea* fortalecer os tecidos do corpo e proteger-nos contra germes e alérgenos invasores.

Prescrição e preparação: Você pode comprar *Echinacea* em diferentes formas: cápsulas (1 cápsula 3 vezes ao dia), tinturas (uma colher de chá, 3 vezes ao dia) e extratos (misture 15 a 30 gotas em água ou suco e tome 4 vezes ao dia).

Lembre-se: as ervas *são* medicamentos e podem produzir sérios efeitos colaterais se não forem ingeridas da maneira apropriada. É melhor montar um plano de prescrição fitoterápica em conjunto com um profissional treinado. Dito isso, vamos agora examinar um sistema de medicina natural que também usa plantas para curar: a aromaterapia.

O Poder de Cura dos Aromas

Numa certa manhã, no caminho para o trabalho, você sente um perfume de alfazema que emana das janelas abertas de uma farmácia das vizinhanças. Quase que imediatamente você é tomado por agradáveis lembranças de sua infância: transportado de volta no tempo e no espaço para a casa de sua mãe, onde sachês de alfazema eram encontrados nas gavetas onde eram guardadas as roupas de linho e lençóis perfumados cobriam as camas dos hóspedes; você se sente tão seguro e protegido como quando tinha 9 anos de idade. Ao chegar ao escritório, você está mais calmo e relaxado do que se sentiu em qualquer ocasião nas últimas semanas. Se um médico fosse medir sua pressão arterial, ela estaria mais baixa que de costume.

Embora esse exemplo talvez não se aplique diretamente a você, não há dúvida de que você deve ter passado por experiências semelhantes.

Talvez o odor de um determinado alimento evoque uma sensação de conforto ou o perfume de certas flores lhe dê energia. Essa forte conexão entre cheiro, emoção e memória levou ao renascimento de uma antiga forma de intervenção médica conhecida como aromaterapia.

Um químico francês chamado René-Maurice Gattefossé cunhou o termo "aromaterapia" em 1937, depois de queimar gravemente uma das mãos num experimento de laboratório na fábrica de perfumes de sua família. Sabendo que a alfazema era usada em medicina para queimaduras, ele mergulhou a mão em um tanque de óleo puro de alfazema usado na fabricação de perfume. Depois de notar que ela tinha sarado rapidamente, Gattefossé começou a investigar os poderes de cura de outros óleos essenciais.

Os óleos essenciais, contendo os compostos mais voláteis das plantas, são extraídos dos vegetais por um processo de destilação a vapor ou pressão a frio. Para obtê-los puros, nenhum outro produto ou substância química deve ser usado durante o processo de extração, pois isso modificaria a composição orgânica natural de uma substância de origem vegetal. Na verdade, cada óleo essencial é constituído por muitas moléculas orgânicas diferentes que, trabalhando em conjunto, conferem ao óleo seu singular perfume e suas qualidades terapêuticas específicas.

Assim como as plantas e ervas das quais eles são extraídos, sabe-se que alguns óleos essenciais têm propriedades antivirais e antibacterianas e que, portanto, podem ser usados para tratar infecções, como herpes simples, infecções dermatológicas e intestinais e gripe. É possível que a aromaterapia mais comum use um óleo derivado do eucalipto. Quando inalado, o eucalipto favorece a recuperação da saúde do sistema respiratório por atuar como agente antibacteriano, antiviral e expectorante — uma vantagem especial para as pessoas alérgicas e que apresentam sintomas respiratórios.

Outros óleos terapêuticos aliviam a resposta inflamatória do organismo e, simultaneamente, estimulam o sistema imunológico, fazendo com que eles sejam particularmente úteis no tratamento de alergias. Além disso, existem numerosos óleos que produzem profundos efeitos sobre o sistema nervoso central. O *stress* estimula excessivamente o sistema nervoso central, forçando os músculos a se retesarem e, mais cedo ou mais tarde, a se encurtarem. Certos óleos essenciais, quando inalados, podem ajudar a equilibrar o seu sistema nervoso e, desse modo, reduzir os efeitos negativos que o *stress* possa ter sobre o corpo.

USANDO A AROMATERAPIA

Os óleos essenciais são essências vegetais delicadas e altamente concentradas. A quantidade de matéria vegetal necessária para produzir uma pequena quantidade de óleo vegetal é enorme: a preparação de 30 gramas de óleo de alfazema, por exemplo, requer cerca de 6 quilos de flores frescas de alfazema. Felizmente, basta apenas uma quantidade muito pequena de óleo para que sejam conseguidos os efeitos terapêuticos.

Você pode comprar óleos essenciais em sua forma pura ou já diluídos com um outro óleo base, em geral de oliva, soja ou amêndoa. Além disso, são também acrescentadas ervas que "fixam" os odores, para que a potência da mistura seja mantida ao longo do tempo. A combinação das essências com o óleo base não muda sua composição química, mas irá ajudar a reduzir sua potencial toxicidade para a pele ou tecidos internos.

Embora você possa preparar em casa os seus próprios óleos essenciais, a maioria das pessoas prefere comprar óleos já preparados em lojas de alimentos naturais ou de empresas que atendem a pedidos feitos pelo correio. Todavia, é importante que você se certifique de que os óleos essenciais que estiver usando sejam exatamente isto: essenciais, ou seja, que suas composições químicas originais não foram de maneira alguma alteradas durante o processo de extração. Ao comprá-los, certifique-se de que a palavra "essencial" conste nos rótulos e que você esteja adquirindo seus óleos de um comerciante bem-conceituado. Para maiores informações, veja a seção que trata da *Literatura*, na página 176.

De modo geral, existem duas maneiras principais de usar óleos essenciais:

Como inalantes. A simples inalação dos odores e minúsculas partículas do material vegetal irá ajudar a levar o seu corpo de volta para um estado de equilíbrio. Existem vários métodos igualmente eficazes de inalar óleos essenciais:

Lâmpadas aromáticas: Colocar algumas gotas de óleo sobre uma lâmpada incandescente ou queimar uma vela sob uma xícara na qual foram pingadas algumas gotas de óleo irá volatilizá-lo para a atmosfera, deixando todo o ambiente impregnado com um confortante aroma.

Difusores: Aparelhos mecânicos que dispersam óleos essenciais no ar.

Saunas faciais: Despeje água fervente em uma tigela e, em seguida, acrescente algumas gotas de óleo essencial. Coloque uma toalha sobre sua cabeça e incline-se de modo que a toalha cubra tanto sua cabeça como a tigela. Desse modo as essências são absorvidas não apenas através da pele como também por meio das membranas das vias nasais.

Como aplicações tópicas. Quando preparados adequadamente com óleos de base (um processo executado antes de você os comprar), os óleos essenciais podem ser aplicados diretamente sobre a pele de forma segura e eficaz.

Banhos de óleos: O acréscimo de algumas gotas de um óleo essencial à água do banho aumenta a atmosfera de relaxamento e permite que o óleo penetre na pele. Banhos quentes também são úteis para proporcionar alívio às articulações rígidas e doloridas.

Massagem com óleos: Os óleos podem ser massageados no rosto, nas costas, no peito ou em qualquer parte do corpo. Loretta, a paciente alérgica que você conheceu no início deste capítulo, obteve grande benefício com as massagens com óleos essenciais, tanto no consultório do terapeuta como em casa.

Cataplasma: Uma antiga forma de aliviar a inflamação congestiva, como aquela que pode se desenvolver acompanhada de dor crônica e rigidez, os cataplasmas são preparados umedecendo-se ervas cruas e aplicando-as diretamente sobre as áreas afetadas.

A maioria das pessoas pode usar os óleos da aromaterapia com segurança. Para ter certeza de que você não irá sofrer nenhuma reação adversa, siga estas sugestões simples:

Faça um teste para reação alérgica. Antes de usar algum óleo essencial em sua pele, seja no banho, como ungüento ou óleo de massagem, não se esqueça de fazer primeiramente um teste para reação alérgica. Para isso, lave uma área de 2 centímetros quadrados em seu antebraço e seque-a cuidadosamente. Aplique nesse local uma pequena quantidade de óleo essencial diluído numa parte igual de um óleo suave, como o óleo de oliva. Em seguida, coloque um pedaço de gaze sobre a área e espere 24 horas. Se não ocorrer nenhuma irritação, sinta-se livre para usar o óleo no futuro. Se você desenvolver uma erupção cutânea ou sentir algum outro tipo de desconforto, procure um outro óleo para aliviar seus sintomas. Um teste para reação alérgica é particularmente importante se você tiver alergia ou se a sua pele for particularmente sensível.

Verifique com o seu médico. Se você estiver grávida, fale com seu obstetra e com seu terapeuta alternativo antes de usar algum óleo essencial. Não ingira nenhum óleo essencial sem que antes tenha discutido a questão em profundidade com seu terapeuta. Alguns óleos são altamente tóxicos quando ingeridos.

Cuidados com os olhos. Não deixe os óleos essenciais entrarem em contato com os seus olhos.

Proteja os óleos essenciais. Guarde os óleos essenciais em frascos de vidro escuro ou de metal e proteja-os contra a luz e o calor.

Aromaterapia e Alergias

A seguinte lista de óleos essenciais talvez seja útil para aliviar os sintomas de suas alergias, reduzindo o irritante processo de inflamação, estimulando o seu sistema imunológico ou aliviando o *stress* ou a tensão que desencadeiam e agravam a sua reação alérgica.

Observe por favor que essa é uma lista altamente subjetiva e que muitos outros óleos podem funcionar igualmente bem, se não melhor, dependendo de sua constituição e necessidades individuais. Por essa razão, é importante que você visite um fitoterapeuta treinado em aromaterapia para aprender mais a respeito de como aplicar essa antiga arte ao seu problema de saúde específico.

Camomila. As folhas, flores e mesmo raízes dessa planta de flor amarela, semelhante à margarida, são usadas de diferentes maneiras para tratar vários tipos de doença e problemas. Os aromaterapeutas usam o óleo de camomila por sua capacidade de acalmar um sistema nervoso demasiado sensível. Você pode aplicar uma ou duas gotas de óleo de camomila em suas têmporas, fazer uma compressa quente com óleo de camomila e água fervente em um pano felpudo e aplicá-lo em uma articulação dolorida ou pode despejar óleo em um difusor e inalá-lo o dia todo.

Alfazema (*Lavandula officinalis*). Provavelmente mais conhecida por seu perfume, essa erva também tem muitas propriedades medicinais valiosas. Esfregar suavemente óleo de alfazema em suas têmporas, quando você estiver submetido a uma situação particularmente estressante ou sofrendo um ataque de alergia, certamente irá proporcionar-lhe algum alívio.

Óleo de eucalipto (*Eucaliptus* spp.). Um dos melhores remédios para congestão dos pulmões e vias nasais, o óleo de eucalipto produz um efeito mais acentuado quando misturado com óleo de alecrim.

Óleo de alecrim (*Rosmarinus officinalis*). O óleo, destilado das flores, folhas e pequenos ramos do alecrim, pode ser usado como um óleo de massagem quando acrescentado a um óleo de oliva ou óleo vegetal e/ou misturado com óleo de eucalipto. Ele também pode ser inalado por quaisquer dos métodos acima mencionados (difusores, lâmpadas aromáticas, sauna facial). Segundo a tradição fitoterápica, a inalação de óleo de alecrim ajuda a aumentar a sensibilidade a situações, a melhorar a memória e a fortalecer a glândula pineal — a glândula que secreta melatonina, um dos mais poderosos soníferos naturais fortes pelo nosso corpo.

Repito: embora esses remédios sejam de modo geral considerados bastante seguros, é importante que você procure a orientação de um fitoterapeuta ou de algum outro terapeuta com experiência no uso de ervas com propósitos medicinais. As ervas são na verdade medicamentos e têm o poder de causar efeitos adversos e efeitos colaterais se forem usadas sem os necessários cuidados. Dito isso, quem quer que sofra de uma doença crônica como a alergia provavelmente irá encontrar no uso de ervas um bem-vindo substituto ou suplementação para outros remédios que aliviam a dor e o *stress*.

No próximo capítulo, introduziremos outra abordagem alternativa para o tratamento de alergias, a qual considera que o alinhamento adequado de sua espinha e sistema músculo-esquelético representam a chave para uma boa saúde.

"Eles sabiam que

o corpo não podia

ser curado

sem a mente."

Sócrates
(sobre os trácios)

Manipulação do Crânio e da Coluna Vertebral: Quiroprática e Osteopatia

8

James tinha dores de cabeça do tipo sinusite várias vezes ao dia, e elas estavam interferindo ativamente na sua capacidade de trabalhar. Sendo um vendedor, ele tinha de estar "ligado" o tempo todo, mas sua latejante dor de cabeça tornava difícil para ele convencer alguém a comprar alguma coisa. Quando passou a tomar medicamentos, a dor de cabeça melhorou, mas sua capacidade de raciocínio ficou prejudicada. Desesperado, ele procurou o conselho de amigos. Alguém encaminhou-o a um osteopata que praticava uma técnica conhecida como osteopatia craniana.

James tinha ouvido falar de um massagista que usava uma técnica chamada terapia craniossacral, *que contribuía para melhorar a movimentação de fluido no cérebro e na coluna espinhal. O osteopata explicou que as duas técnicas eram semelhantes, mas que apenas médicos (em geral osteopatas) praticavam a osteopatia craniana. O médico explicou-lhe que a medicina ortodoxa acha que os ossos da cabeça são imóveis, mas que os osteopatas são de opinião que os ossos do crânio na verdade apresentam uma certa mobilidade. Um osteopata treinado poderia sentir o movimento como uma pulsação ao colocar as mãos sobre o crânio durante um exame. Quando ocorre algo como uma inflamação alér-*

gica dos seios da face, complicada por sinusite, isso afeta o movimento rítmico desses ossos e impede que a inflamação fique bem-curada.

O médico fez com que James se deitasse e, então, colocou as mãos sobre a sua cabeça. Durante muito tempo James sentiu como se nada fosse acontecer, mas logo começou a sentir-se profundamente relaxado e notou que, pela primeira vez em muitos dias, seu nariz estava desobstruído. O médico recomendou que James evitasse laticínios e sugeriu que ele voltasse para uma série de seis sessões de manipulação. Durante a semana seguinte, James sentiu que tinha sido eliminado algum tipo de pressão crônica sobre os seios da face. Na sexta sessão, James estava convencido. As dores de cabeça, embora ainda estivessem presentes, já não o incomodavam mais, e ele pôde comparecer a uma reunião de vendas em ótima forma.

Fazendo os Ajustes

Talvez lhe pareça estranho encontrar um capítulo sobre manipulação da espinha e do crânio num livro sobre alergias. Afinal de contas, você provavelmente já ouviu falar em quiroprática e osteopatia apenas em relação a dores nas costas e a outros problemas músculo-esqueléticos e não no contexto de problemas envolvendo outros sistemas do corpo. Nesse capítulo, nós lhe mostraremos que a teoria que está por trás da manipulação da espinha diz respeito a muito mais coisas além da coluna, do crânio e dos músculos ligados a eles.

A terapia da manipulação é exatamente o que o nome sugere: tratamento de problemas médicos por meio do reajuste das vértebras da coluna e, em alguns casos, dos espaços entre as suturas cranianas. A coluna vertebral é constituída de 33 ossos — chamados vértebras — que envolvem a medula espinhal, um feixe de tecido nervoso que vai da base do crânio até a parte superior da região lombar. Entre vértebras adjacentes existem pares de nervos da espinha que se estendem para todas as partes do corpo. Caso as vértebras fiquem desalinhadas — por trauma, *stress* ou por um desequilíbrio químico — os nervos da área afetada podem ser pressionados. Caso essa área esteja relacionada com a região do corpo onde se encontram os rins, por exemplo, as glândulas adrenais podem não receber o alimento e os impulsos nervosos necessários para produzir adrenalina suficiente, piorando dessa forma a resposta alérgica.

Duas escolas alternativas de medicina, a quiroprática e a osteopatia, consideram a coluna vertebral e o sistema nervoso que dela se manifesta como sendo o centro de toda a saúde do corpo. Atualmente mais de 94% de todos os tratamentos manipulativos são efetuados por quiropráticos, 4% por osteopatas e os 2% restantes por médicos clínicos gerais e ortopedistas. Vejamos cada uma dessas técnicas.

Técnica Quiroprática

A quiroprática é uma palavra derivada do grego *cheir*, significando "mão" e *praktikis*, significando "prática". Embora o ajuste da coluna espinhal venha sendo praticado em toda cultura da história, um curador autodidata chamado Daniel David Palmer desenvolveu, em 1895, a moderna escola da quiroprática. O primeiro paciente de Palmer foi um porteiro que estava surdo havia quase vinte anos. Ao realinhar a coluna do homem fazendo massagens e pressão, Palmer restituiu-lhe a audição. Palmer acreditava que o porteiro tinha perdido a audição por causa de uma lesão que havia danificado a sua coluna, impedindo o sistema nervoso central de transmitir mensagens entre o cérebro e o ouvido e vice-versa. Palmer também acreditava que o corpo tinha uma capacidade inata de curar a si mesmo, uma capacidade controlada pelo sistema nervoso central. Se a espinha ficasse desalinhada, portanto, o corpo por si só não poderia mais restaurar o equilíbrio de qualquer parte do corpo.

A terapia quiroprática concentra-se em restituir o adequado equilíbrio e estrutura à coluna vertebral e articulações e, desse modo, recuperar as funções normais do sistema nervoso que, a partir da coluna espinhal, irradia-se aos órgãos e tecidos do corpo. Quando as vértebras estão adequadamente alinhadas e a coluna permanece flexível, os impulsos nervosos do cérebro podem trafegar livremente ao longo da coluna espinhal e para todos os órgãos e tecidos do corpo.

A teoria afirma que, ao manter o alinhamento da coluna, com visitas regulares a um quiroprático, você fará com que todos os sistemas do seu corpo funcionem harmoniosamente. Se você sofrer uma reação alérgica, o ataque provavelmente será menos grave se os impulsos nervosos e as respostas fisiológicas por ela produzidos puderem fluir livremente. Além do mais, ao manter o seu sistema nervoso em boa ordem, você estará permitindo que o seu corpo como um todo funcione bem e, assim, poderá curar-se da maioria das doenças. Segundo essa teoria, portanto, a quiroprática deve ser tanto um tratamento para as doenças como um método para prevenir sua ocorrência.

DIAGNÓSTICO E TRATAMENTO QUIROPRÁTICOS

Sua avaliação com um quiroprático começa no minuto em que você passa pela porta do consultório. O quiroprático vai observar o modo como você caminha, fica de pé e senta-se com a mesma atenção que dedicaria a qualquer raio X ou algum outro teste diagnóstico. Depois de observar o modo como você se movimenta, o quiroprático vai fazer-lhe perguntas sobre os seus sintomas e histórico médico anterior. (Na verdade, como o quiroprático não é médico, é extremamente importante que, antes de visitá-lo, você exclua quaisquer outros problemas médicos que possam estar causando as suas alergias.) Ele vai fazer-lhe perguntas a respeito dos seus sintomas alérgicos e dos fatores que tendem a desencadeá-los. Vocês dois vão passar um bom tempo avaliando o seu ambiente de trabalho, relacionamentos, hábitos de exercício e alimentares para tentar descobrir de que modo cada um deles poderia estar contribuindo para o seu problema.

Depois dessa conversa, o quiroprático irá realizar um exame ortopédico durante o qual será dada especial atenção à amplitude dos movimentos de sua coluna e membros. Ele provavelmente vai pedir-lhe para curvar-se para a frente, para trás e para os lados, e para girar sua coluna. Depois ele vai fazer um exame neurológico, incluindo teste de reflexos, para avaliar a função dos nervos. O quiroprático poderá sentir com as mãos a sua coluna e várias outras articulações (palpação) para fazer uma avaliação adicional da mobilidade e do alinhamento. Em certas circunstâncias, você talvez necessite fazer uma radiografia para que o quiroprático possa confirmar o diagnóstico.

Depois que o seu quiroprático descobrir onde está o seu desalinhamento — ou *subluxação*, conforme são chamadas as disfunções da coluna na quiroprática — inicia-se o ajuste quiroprático. Dependendo do tipo de subluxação que o quiroprático encontrar em sua coluna, ele poderá optar por fazer uma manipulação *ativa*, na qual você mesmo vai esticar o corpo de uma determinada maneira, ou por uma manipulação passiva, em que o quiroprático contribui para o movimento, usando as mãos para ajudá-lo a alongar a espinha mais do que seria possível fazer apenas com os movimentos ativos. Em um outro processo, conhecido como *empurrão de alta velocidade*, o quiroprático coloca as mãos na área de uma determinada vértebra e, então, empurra-a para a frente com uma determinada força e velocidade.

Uma das manipulações quiropráticas mais comumente usadas para aliviar alergias envolve uma manipulação das vértebras cervicais, localizadas na parte superior das costas e do pescoço. Ao manipular os ossos e nervos aí contidos, o quiroprático tenta proporcionar energia para o sistema nervoso simpático ao mesmo tempo que ajuda a limpar os seios da face e as vias nasais.

Suas necessidades particulares e constituição física formam a base sobre a qual o quiroprático determina o tipo de ajuste e técnicas utilizados. Não fique alarmado se o seu corpo produzir algum estalo ou silvo durante o tratamento: esses são sinais de que os ossos estão se movendo e de que os gases contidos no interior das articulações estão sendo liberados. Embora a quiroprática nunca deva ser dolorosa, você poderá sentir certa pressão e dor durante e alguns dias depois dos primeiros tratamentos.

As consultas em geral duram de 30 a 60 minutos. A maioria dos quiropráticos irá sugerir uma ou duas visitas por semana durante duas semanas e, depois, uma consulta a cada três semanas, para manutenção. De modo geral, quanto mais arraigado e arrastado for o seu problema de alergia, maior será o tempo necessário para resolvê-lo. Por outro lado, se a quiroprática funcionar para o seu caso, você deverá perceber uma melhora substancial nos sintomas em cerca de um mês a seis semanas.

ENCONTRANDO UM TERAPEUTA QUALIFICADO

A quiroprática atualmente está entre a segunda maior área de assistência à saúde no mundo, sendo que mais de 18 milhões de americanos visitam um quiroprático a cada ano, a grande maioria buscando alívio para uma dor crônica e de difícil controle. Existem mais de 50 mil quiropráticos clinicando nos Estados Unidos.

Embora não sejam médicos, os quiropráticos estão entre os mais altamente treinados terapeutas alternativos, sendo exigido deles pelo menos seis anos de treinamento de graduação e pós-graduação em faculdades credenciadas por uma agência oficialmente reconhecida pelo Departamento de Educação dos Estados Unidos. Em todos os cinqüenta Estados os quiropráticos somente obtêm licenciamento depois de serem aprovados em rigorosos exames supervisionados em nível estadual.

Para encontrar um quiroprático qualificado, o primeiro passo pode ser pedir uma recomendação do seu próprio médico de família. Nos últimos anos os quiropráticos têm sido capazes de construir um cordial relacionamento de trabalho com boa parte da comunidade médica ortodoxa. Você também deve sentir-se à vontade para pedir referências a seus amigos e conhecidos — o boca a boca é uma das melhores maneiras de encontrar um profissional de saúde qualificado e atencioso — ou fazer uma verificação junto à American Chiropractic Association ou International Chiropractors Association.

DICA PARA ALÉRGICOS

Compre um purificador de ar elétrico se os inalantes forem a causa de seus sintomas de alergia. Esses purificadores vêm com um filtro carregado eletricamente que atrai bolores, poeira doméstica e pólen que estejam no ar. Os melhores modelos usam filtros de ar de alta eficiência para reter o material particulado. Alguns purificadores de ar adaptam-se a sistemas de aquecimento por introdução forçada de ar; outros são unidades individuais do tamanho de um quarto.

Osteopatia

Embora esse ramo da medicina ocidental permaneça desconhecido para a maioria dos americanos, a osteopatia foi fundada por um médico tradicional americano, Andrew Taylor Still, há mais de 120 anos. O doutor Still formulou sua filosofia de medicina com base nas teorias postuladas pelo pai da medicina, o grego Hipócrates.

Hipócrates acreditava que o corpo poderia curar a si mesmo e que, para compreender e tratar uma doença, o médico deveria ser treinado mais para estudar aspectos da saúde do que seus sintomas.

Além disso, o doutor Still postulou que o corpo só pode funcionar adequadamente se o sangue e os impulsos nervosos puderem fluir livremente por todo o corpo. Se a sua coluna ou alguma outra articulação ficar desalinhada e bloquear o fluxo de sangue ou de impulsos nervosos, poderão surgir dores e doenças. E como o sistema músculo-esquelético é o maior consumidor de energia do corpo, a existência de uma tensão ou restrição nesse sistema pode esgotar a energia do resto do corpo e, assim, produzir doença.

A osteopatia craniana é um ramo específico da osteopatia que se concentra no movimento do líquido cérebro-espinhal, dentro e em torno do sistema craniossacral, isto é, o sistema composto pela cabeça, coluna vertebral e cóccix e que inclui o cérebro, a medula espinhal e o líquido cefalorraquidiano, que banha o cérebro e a medula espinhal. Se o fluxo de líquido cefalorraquidiano for interrompido por alguma razão, poderão surgir doenças. Segundo a teoria osteopática craniana, existe um movimento rítmico no sistema craniossacral criado pelo movimento das minúsculas suturas do crânio. A meta do osteopata craniano é a eliminação de qualquer *stress* e pressão dos limites entre os ossos do crânio, permitindo assim que o líquido cefalorraquidiano flua mais livremente para todas as partes do corpo.

Dentre todas as especialidades médicas, a osteopatia é considerada a mais holística, pois de fato ela tende a tratar a pessoa como um todo, e não um conjunto de sintomas ou um problema de saúde. O tratamento osteopático concentra-se em restaurar o equilíbrio e a ordem no sistema músculo-esquelético — e, assim, em todo o seu corpo, pela manipulação da coluna. Deve-se também prestar atenção à dieta, aos exercícios e a outros hábitos que possam prejudicar a sua saúde.

EXAME E TRATAMENTO OSTEOPÁTICO

Diferentemente dos quiropráticos, os osteopatas são médicos formados que recebem um treinamento adicional em manipulação da coluna e do sistema músculo-esquelético em geral. Os osteopatas estão autorizados a realizar complexos exames diagnósticos, a prescrever medicamentos e a fazer cirurgias. Embora a maioria dos osteopatas seja de clínicos gerais, alguns podem ter optado por receber treinamento em uma especialidade da medicina ortodoxa, como ginecologia, pediatria ou cirurgia.

Sua primeira visita a um osteopata deve ser bastante parecida com uma visita a um médico ortodoxo, com algumas notáveis exceções. Em primeiro lugar, ele passará um bom tempo falando sobre sua saúde geral, seu histórico médico, seus sintomas e seus hábitos pessoais. Segundo, ele vai prestar especial atenção ao modo como você se senta, fica de pé ou caminha, e poderá pedir que você execute exercícios especiais para ver como seu corpo se movimenta. A assimetria, uma condição em que um lado do corpo está fora do centro e, assim, impõe uma tensão sobre uma parte do corpo, é uma das condições que os osteopatas procuram identificar. Os osteopatas também procuram qualquer aumento ou diminuição anormais das curvaturas da coluna.

Em terceiro lugar, o osteopata provavelmente gastará muito mais tempo tocando o seu corpo — especialmente a coluna e a região lombar — do que ocorreria num exame feito por um médico ortodoxo. Ele vai sentir a temperatura e as mudanças de textura da pele, as áreas de tensão muscular, regiões inchadas ou sensíveis à dor, e testará os reflexos nervosos. Depois que localizar a origem do seu problema, o osteopata vai ajudá-lo a elaborar um plano de tratamento. Na maior parte das alergias, isso poderá envolver as seguintes medidas:

Medicamento e cirurgia. Como a osteopatia usa tanto abordagens convencionais como alternativas, os osteopatas talvez tenham uma maior tendência para recomendar soluções médicas ortodoxas do que outros terapeutas holísticos. Por outro lado, eles estão mais capacitados para sugerir as abordagens alternativas disponíveis, antes de se tentar soluções mais radicais.

Manipulação. Assim como os quiropráticos, os osteopatas usam as mãos — e, às vezes, suaves correntes elétricas ou tecnologia de ultra-som — para liberar as tensões musculares e restituir o adequado alinhamento à coluna vertebral e às outras articulações. A manipulação do crânio, tal como aquela a que James foi submetido, conforme vimos no início deste capítulo, envolve uma manipulação muito suave do crânio.

Técnicas de relaxamento. Ao prescrever exercícios especiais de meditação e visualização, tais como aqueles descritos no Capítulo 10, o osteopata ajuda-o a manter a integridade estrutural do corpo, impedindo que o *stress* e a tensão perturbem o seu sistema imunológico.

Exercícios respiratórios. Os exercícios de respiração profunda destinam-se a ajudar a levar oxigênio e outros nutrientes vitais a todos os tecidos do corpo.

Correção de postura. Utilizando uma variedade de técnicas de manipulação corporal emprestadas de várias outras áreas, incluindo algumas descritas no Capítulo 12, os osteopatas tentam corrigir desequilíbrios posturais que possam estar agravando suas alergias ou que tenham ocorrido quando o seu corpo se contrai durante um ataque alérgico. Os osteopatas esperam ajudá-lo a reduzir o *stress* e a tensão ensinando-o a usar o seu corpo de uma forma mais eficiente e menos estressante.

Orientação nutricional. Como a osteopatia é essencialmente uma abordagem holística de saúde e cura, o seu osteopata vai avaliar o estado de sua alimentação, ajudá-lo a determinar se alguma alergia alimentar está envolvida no problema e, então, ajudá-lo a desenvolver um plano de alimentação que irá mantê-lo saudável e em boa forma física.

COMO ENCONTRAR UM OSTEOPATA QUALIFICADO

Atualmente, existem mais de 35 mil osteopatas clinicando nos Estados Unidos. O treinamento que eles recebem em quinze faculdades de osteopatia é uma combinação das técnicas médicas e cirúrgicas convencionais com as técnicas de manipulação osteopática. Os médicos (M.D.) que também são osteopatas têm o título de Doutor em Osteopatia (D.O.) e seus nomes estão relacionados na lista telefônica sob o título Médicos e Cirurgiões. Você também pode buscar informações a respeito de como localizar um osteopata pela American Academy of Osteopathy ou pela American Osteopathic Association.

Tanto a quiroprática como a osteopatia fundamentam-se amplamente nas tradições médicas ocidentais. No próximo capítulo iremos explorar uma abordagem de saúde e cura conhecida como homeopatia, a qual envolve alguns conceitos e técnicas com as quais você talvez não esteja familiarizado.

"Vocês podem sentir-se realmente gratos pelo fato de a homeopatia ter sobrevivido às tentativas dos alopatas para destruí-la."

Mark Twain

Homeopatia e Alergias

9

Derivada da palavra grega *homoios* (que significa "semelhante") e *pathos* (que significa "doença"), a homeopatia é uma forma holística de medicina que vê o indivíduo como um todo formado por partes interdependentes, no qual não existe nenhuma separação entre os domínios físico e mental. Desde que o médico alemão Samuel Hahnemann desenvolveu a homeopatia, na década de 1800, essa disciplina tem oferecido uma admirável alternativa às técnicas e teorias médicas ocidentais, especialmente para aquelas pessoas que sofrem de problemas crônicos, como é o caso das alergias.

Até recentemente, a homeopatia era um ramo relativamente obscuro da medicina alternativa, pelo menos nos Estados Unidos. Hoje, porém, mais e mais americanos estão afluindo para o crescente número de homeopatas que clinicam em cidades grandes e pequenas de todo o país, incluindo um número cada vez maior de organizações de manutenção da saúde. A venda de remédios homeopáticos movimenta hoje mais de 165 milhões de dólares por ano, a maior parte em lojas de produtos naturais e em farmácias de bairro.

Talvez ainda mais importante, vários homeopatas publicaram estudos em periódicos médicos ortodoxos, os quais apontam no sentido da eficácia dessa opção de tratamento ainda controvertida. Um estudo publicado no periódico britânico *The Lancet*, em 1994, por exemplo, é de especial interesse para as pessoas com alergias: constatou-se que um remédio homeopático chamado *Arsenicum album* (descrito mais adiante neste capítulo) proporcionou alívio a 28 homens e mulheres alérgicos à poeira de ácaros.

A Filosofia Homeopática

Samuel Hahnemann era um homem profundamente religioso e acreditava que o papel fundamental do médico deve ser o de catalisador, que a verdadeira cura não ocorre pela simples administração de drogas que, essencialmente, iriam assumir o controle dos processos naturais do corpo. Os homeopatas ainda adotam esse ponto de vista. No caso das alergias, por exemplo, eles interpretam o sintoma de corrimento nasal como um fluxo necessário e positivo de produtos de excreção para fora do corpo, promovendo a eliminação de substâncias prejudiciais. A medicina ortodoxa, por outro lado, vê o mesmo sintoma como algo inerentemente negativo e que precisa ser suprimido. Infelizmente, ao suprimir os sintomas tomando anti-histamínicos, a pessoa retém significativas quantidades das mesmas substâncias que inicialmente desencadearam o corrimento.

O doutor Hahnemann também acreditava que cada um de nós contém dentro de si uma "força vital", um poder vital que anima e rege o corpo, mantendo-o equilibrado e saudável. As doenças ocorrem quando há uma perturbação dessa força vital. A homeopatia considera os sintomas das doenças como uma evidência externa de que a força vital interior tenta trazer o corpo de volta a um estado de equilíbrio — o corrimento nasal, por exemplo, removendo do corpo alérgenos prejudiciais e irritantes.

Para o homeopata, a "doença" consiste de sintomas produzidos pelo corpo em seu esforço para curar-se. Para estimular esse processo de cura, os homeopatas administram minúsculas doses de substâncias que irão induzir o corpo a produzir esses mesmos sintomas. Esse princípio é conhecido como a Lei dos Semelhantes de Hahnemann ou "semelhante cura semelhante". Ao agravar os sintomas, o remédio aumenta o poder de o próprio corpo curar a si mesmo. Na verdade, a homeopatia afirma que toda terapia que impede o livre fluxo de sintomas — como o uso de anti-histamínicos, de descongestionantes ou de outras drogas — na verdade prolonga os distúrbios, pois impede que o corpo cuide de curar-se.

Uma outra teoria da medicina homeopática é conhecida como a Lei dos Infinitesimais. Primeiramente desenvolvida por Hahnemann com o propósito de reduzir os efeitos colaterais de substâncias químicas potencialmente tóxicas, essa teoria afirma que quanto menor a dose do remédio, maior a sua potência e seu efeito sobre a força vital do corpo. Os remédios homeopáticos são extratos obtidos deixando-se material de origem vegetal, animal ou mineral mergulhado em álcool ou água para formar aquilo que é conhecido como "tintura mãe". Essa tintura é novamente diluída em álcool na proporção de uma parte de tintura para dez ou cem partes de álcool, sacudida vigorosamente e, então, novamente diluída.

Esse processo de agitar e diluir, repetido diversas vezes, é conhecido como "sucussão". Muitos pesquisadores acreditam que, pela sucussão, a energia vital de uma substância é transferida para a tintura. Portanto, quanto maior o número de vezes que a solução passar pela sucussão, mais potente será o remédio, embora pareça não restar nenhum traço da erva ou mineral originalmente utilizado. Por fim, a solução resultante é acrescentada a comprimidos geralmente feitos de açúcar (sacarose e lactose). Os remédios homeopáticos são administrados na forma de gotas ou pílulas.

Como Obter uma Receita Homeopática

Os homeopatas fazem prescrições apenas depois de avaliarem cuidadosamente tanto o conjunto específico de sintomas de um indivíduo como sua constituição física e emocional. Com efeito, uma consulta com um homeopata pode ser uma experiência singular para aqueles que estão acostumados com a abordagem de diagnóstico e tratamento da medicina ocidental. Um homeopata vai passar muito mais tempo conversando com você sobre os seus sintomas e modo de vida e irá observar sua postura, personalidade e coloração mais cuidadosamente do que faria um médico ortodoxo.

Na verdade, o modo como as doenças e problemas semelhantes às alergias são tratados por um homeopata depende inteiramente de seu conjunto específico de sintomas. E como os homeopatas consideram as perturbações mentais e emocionais como sendo mais sérias e reveladoras do que os sintomas físicos, esse profissional vai passar muito tempo conversando com você sobre o seu humor, o nível de *stress* na sua vida e sobre quaisquer perturbações emocionais ou psicológicas que você tenha sofrido, seja recentemente ou no passado. Curiosamente, os sintomas que o levam primeiramente a procurar um homeopata (chamados de *sintomas comuns*, na homeopatia) raramente são os sintomas mais importantes para se fazer a escolha de um remédio. Em vez disso, na determinação do tratamento, os homeopatas dão maior importância aos *sintomas gerais*, que incluem o seu estado mental e de humor. Outros sintomas, chamados de *sintomas específicos*, são aqueles relativos a um determinado órgão ou estrutura do corpo (dor muscular, por exemplo). Eles também são menos importantes do que os sintomas gerais.

Os homeopatas atribuem maior peso ao que eles chamam de *sintomas estranhos, raros e peculiares*. Conforme diz o nome, eles são sintomas inteiramente peculiares ao indivíduo que os está descrevendo. Descrever sua febre do feno como a sensação de ter um cobertor molhado sobre o rosto — ou, ao contrário, como uma chama seca em seus pulmões — são exemplos de sintomas estranhos, raros e peculiares. Embora em ambos os casos o diagnóstico possa ser rinite alérgica, um homeopata provavelmente vai prescrever remédios bem diferentes para cada um dos casos.

Por fim, deve-se observar que um importante aspecto da homeopatia é a *Lei da Cura*, a qual postula que os sintomas desaparecem na ordem inversa em que surgiram. Em outras palavras, o último sintoma a aparecer será o primeiro a desaparecer com o tratamento. Se você teve muitos problemas de saúde em sua vida, é possível que você experimente os sintomas de problemas passados ao longo de seu tratamento homeopático. Alguém que procura um homeopata por causa de alergias, por exemplo, poderá descobrir que, em pouco tempo, passa a apresentar sintomas de bronquite, uma doença anterior. De forma lenta, porém segura, trabalhando do presente para o passado, o remédio ou remédios homeopáticos irão restaurar a força vital e o equilíbrio do ambiente interno.

Tratamento Homeopático das Alergias

Como o tratamento depende dos sintomas, qualquer um dentre as várias centenas de remédios homeopáticos descritos no *Materia Medica Pura*, de Hahnemann, no qual se baseia a homeopatia moderna, poderão ser prescritos para as suas alergias. Além disso, um homeopata iria trabalhar com você para resolver outros problemas físicos e emocionais subjacentes que contribuem para o seu problema atual. Dito isso, existem algumas recomendações gerais para remédios homeopáticos que talvez apliquem-se a você.

Primeiro e mais importante, um homeopata poderá resolver tratar a sua alergia com um curso de doses diminutas e diluídas da própria substância à qual você tem alergia. Se você for sensível à ambrosia, um homeopata poderá optar por dar-lhe uma solução diluída de ambrosia (seja por via oral ou por meio de uma injeção) com o propósito de provocar uma resposta imunológica menos severa, mas, em última análise, bastante eficaz. Um outro remédio comum usado na homeopatia são os suplementos de pólen, os quais os homeopatas prescrevem às pessoas que sofrem de febre do feno, alguns meses antes do início da estação alérgica, para reduzir ou prevenir reações depois que a contagem natural de pólen começa a aumentar.

Além disso, existem vários remédios usados para tratar indiretamente os sintomas de alergia. Entre eles estão os seguintes:

PARA CORRIMENTO NASAL, CHIADOS E TOSSE

Arsenicum album. Derivado do trióxido de arsênico — que é letal em sua forma natural — esse remédio é particularmente útil se você sofrer de chiados ou dificuldades respiratórias durante seus ataques de alergia, bem como se tiver ataques de espirro graves, uma forte sensação de queimação nas vias nasais e dor de cabeça. Ele freqüentemente também é usado como remédio para resfriados.

Euphrasia. Esse remédio, prescrito quando os sintomas incluem corrimento nasal, tosse incontrolável e queimação dos olhos, é produzido a partir de uma erva comumente chamada de eufrásia. As pessoas têm usado a eufrásia como um remédio para os olhos e os seios da face desde a Idade Média.

Sabadilla. Talvez o remédio homeopático mais comum para febre do feno e rinite alérgica, a *sabadilla* é derivada da semente da cevadilha. Se um homeopata lhe prescrever este remédio, ele provavelmente vai sugerir que você tente passar o maior tempo possível ao ar livre.

PARA DORES DE CABEÇA (CAUSADAS POR EXPOSIÇÃO A TOXINAS)

Belladonna. Substância potencialmente tóxica em sua forma natural, a beladona é obtida a partir de uma planta perene de grande porte. Sua principal substância ativa é a atropina, um estimulante do sistema nervoso central. Ela é particularmente apropriada para pessoas cujas dores de cabeça pioram com a exposição a luzes brilhantes e a ruídos muito fortes, e enquanto o rosto parece quente quando as mãos e os pés estão frios.

Nux vomica. Obtida a partir das sementes de uma árvore de folhas perenes nativa da Índia e das Índias Orientais, a *Nux vomica* é um outro poderoso estimulante do sistema nervoso central e que também apresenta um componente venenoso, a estricnina. Quando um alérgeno produz a dor de cabeça, fazendo com que a pessoa se torne irritadiça, sensível e ansiosa, um homeopata provavelmente irá prescrever esse remédio.

PARA IRRITAÇÕES DA PELE

Rhus toxicodendron. Derivado do toxicodendro, esse remédio é útil para sintomas que incluem queimação, coceira e erupções cutâneas bolhosas e que parecem piorar à noite. Sensações de inquietação e irritabilidade são também indicações de que o *Rhus toxicodendro* possa ser um remédio útil para quem sofre de alergia.

PARA TRANSTORNOS ESTOMACAIS

Colocynthis. Derivado do pepineiro amargo, este remédio homeopático é indicado se o principal sintoma forem cólicas abdominais que pioram com a ingestão de comida ou bebida.

Ipeca. Há muito usada na medicina como emético (uma substância que estimula o vômito), a ipeca é usada em quantidades diminutas para curar a náusea. Derivada de um arbusto nativo do Brasil e da região norte da América do Sul, a ipeca é mais útil para as pessoas que se sentem nauseadas depois de vomitar e cujos sintomas tendem a aparecer rapidamente.

Devemos observar que o tratamento homeopático de qualquer problema requer constante observação e, em alguns casos, uma série de diferentes remédios são prescritos à medida que vão surgindo novos sintomas. Felizmente os remédios tendem a ser relativamente baratos e, depois que você e o seu homeopata passarem a compreender melhor sua constituição individual, os remédios poderão ser tomados em casa.

Quando o doutor Hahnemann desenvolveu a homeopatia, a medicina moderna estava em sua infância; a moderna farmacologia e a sala de cirurgia estavam a caminho de se tornar os principais esteios da medicina ocidental. Hoje, a Organização Mundial de Saúde estima que cerca de 500 milhões de pessoas em todo o mundo usam a homeopatia como tratamento para doenças, muito embora o cenário continue sendo dominado pela medicina de alta tecnologia. Se você estiver interessado em explorar a homeopatia como opção de tratamento para suas alergias ou para qualquer outro problema de saúde que você possa ter, consulte a seção relativa à *Literatura*, na página 178. A seguir iremos explorar três diferentes abordagens que, indiretamente, ajudam você a controlar e a administrar melhor as suas alergias: meditação, exercício e manipulação corporal.

"O que é a sua

vida, e onde

e por que

ela surgiu?"

Nikos Kazantzakis

Meditação: O Restabelecimento do Equilíbrio Interior

10

Assim como ocorre com a maioria dos americanos, seus pais e professores provavelmente lhe ensinaram que o que acontece no seu cérebro (ou espírito) tem pouca relação com o resto do seu corpo. Felizmente, começou a surgir uma nova compreensão do importante papel que as emoções desempenham em nossa vida física, inclusive nos centros médicos mais avançados. Na verdade, sabemos agora que o modo como nos sentimos, num nível emocional e espiritual, influencia desde a capacidade do trato gastrintestinal de digerir alimentos apropriadamente até a intensidade e adequação da resposta imunológica. Neste capítulo, vamos mostrar-lhe maneiras de fazer uso do maravilhoso poder de cura que existe dentro do seu próprio coração e mente. Embora talvez seja necessário algum tempo e esforço para incorporar a meditação e o relaxamento à sua vida diária, não há dúvida de que esse esforço será recompensado.

Alergias e *Stress*: Um Círculo Vicioso

Em toda pessoa que tem alergia existe uma conexão direta entre bem-estar emocional e suscetibilidade a alergias. Essa conexão envolve o *stress*: o corpo responde a qualquer estímulo ou interferência que perturbe o seu funcionamento normal. Qualquer circunstância externa que mexa com as emoções — incluindo o nascimento de uma criança, a perda de um emprego ou o início de um novo amor — pode ser um acontecimento que cause *stress*. E qualquer ajuste interno que o seu corpo tenha de fazer para manter sua química e biologia em boa ordem envolve uma certa quantidade de *stress*. Se você deixar de alimentar-se adequadamente, por exemplo, você desafia o seu corpo a manter-se em bom estado de funcionamento, apesar da falta de nutrientes. Se você tiver um desequilíbrio bioquímico, o seu corpo terá de se esforçar ainda mais para compensá-lo.

Embora se fale muito sobre os efeitos negativos do *stress*, de fato do nosso corpo poder reagir de maneira tão vigorosa e eficaz para manter protegido o seu ambiente interior é uma coisa muito boa. A reação ao *stress* que melhor conhecemos é a chamada "reação de luta-ou-fuga". Uma reação automática que tem o propósito de manter-nos a salvo de qualquer situação que percebemos como perigosa, essa resposta prepara-nos para ficar e combater um inimigo (de qualquer tipo) ou para fugir. Esse preparo inclui a elevação da freqüência dos batimentos cardíacos e da pressão arterial, o retesamento dos músculos e a estimulação de todos os cinco sentidos. Quando colocamos o pé na rua apenas para ver um ônibus vindo para cima de nós, por exemplo, a reação de luta-ou-fuga permite que entremos imediatamente em ação e, se tivermos sorte, evitemos um choque mortal com o veículo.

Um ramo do sistema nervoso, chamado de sistema nervoso autônomo, é particularmente importante na resposta de luta-ou-fuga. O sistema nervoso autônomo regula as funções corporais como os batimentos cardíacos, os movimentos intestinais, a contração muscular e outras atividades dos órgãos internos. Ele é dividido em duas partes que operam em conjunto para equilibrar essas atividades: o sistema nervoso simpático acelera a freqüência dos batimentos cardíacos, aumenta a pressão arterial e contrai os músculos durante momentos de *stress* físico ou emocional, enquanto o sistema parassimpático reduz esses processos quando o corpo percebe que o *stress* já passou. Se o sistema nervoso simpático permanecer ativado por longos períodos, no entanto, o corpo torna-se exausto e, conforme demonstram evidências recentes, o sistema imunológico fica debilitado. Para que o corpo permaneça sadio, os sistemas simpático e parassimpático têm de trabalhar em harmonia.

Na verdade, as duas partes do sistema nervoso autônomo representam um perfeito exemplo do equilíbrio que conhecemos como saúde. Na medicina chinesa, o sistema nervoso simpático é o *yang* e o parassimpático o *yin* do corpo e de suas respostas. Trazer o corpo de volta a um estado de harmonia, durante e após períodos de *stress*, mediante a ativação do seu sistema parassimpático, é tão importante para a sua saúde quanto reagir imediatamente, pelo sistema nervoso simpático, às ameaças percebidas conhecidas como estressores ou causadores de *stress*.

Um grande número de acontecimentos — físicos e emocionais — podem deflagrar a reação de luta-ou-fuga. Um desses acontecimentos é um ataque de alergia. Não há dúvida que você fica mais ansioso quando percebe que a sua pele apresenta erupções, seus olhos lacrimejam e você está com uma sensação de mal-estar no estômago em resposta a um alérgeno. Talvez a palma de suas mãos fiquem úmidas de suor e a freqüência dos batimentos cardíacos aumente porque você sabe que os próximos minutos (ou horas ou dias) provavelmente serão marcados por desconforto, dor e, possivelmente, pelos efeitos colaterais dos medicamentos. Infelizmente, esse conjunto de resposta em nada contribui para ajudar a evitar o ataque. Na verdade, ele pode tornar o ataque mais grave por intensificar os sintomas — aumentando a freqüência respiratória, por exemplo, ou desencadeando uma erupção cutânea. Além disso, quanto mais tempo o seu corpo ficar sob *stress*, menos saudável será o seu sistema imunológico, o que o deixa mais vulnerável aos futuros ataques de alergia ou, mesmo, ao desenvolvimento de novas sensibilidades.

O Alívio das Alergias pela Redução do *Stress*

O *stress* ligado ao trabalho está prejudicando a sua saúde? E quanto aos seus relacionamentos? Você vive num ambiente física ou emocionalmente hostil? Leva uma vida sedentária? Se você respondeu afirmativamente a alguma dessas perguntas, você talvez queira considerar a possibilidade de mudar o seu modo de vida para eliminar ou, pelo menos, minorar esses problemas. É provável que esses estressores sirvam apenas para agravar as suas alergias ou dificultar a cura do seu corpo, de modo que você possa evitar ataques de alergia no futuro.

Para romper o ciclo de *stress*-ataques de alergia mais *stress*-mais ataques de alergia, você deve primeiramente tentar encontrar uma maneira de reduzir a quantidade de tensão e ansiedade em sua vida quotidiana. Existe possibilidade de você mudar de emprego? Você poderia encontrar uma outra maneira de relacionar-se com sua família e amigos? Você não poderia encontrar o tempo e a energia necessários para fazer da prática regular de exercícios uma parte de sua vida? Embora a realização de mudanças tão fundamentais requeiram muito tempo e empenho de sua parte, o impacto sobre seu estado geral de aptidão e saúde provavelmente será enorme.

Enquanto isso não acontece, existem vários outros métodos — possivelmente mais práticos — de redução de *stress* que poderão ajudá-lo a fazer com que o seu corpo volte de forma mais rápida e eficiente a um estado de equilíbrio durante as ocasiões de *stress*. Em essência, você pode aprender a se contrapor à reação de luta-ou-fuga ativando o seu sistema nervoso parassimpático — usando o seu *yin* para se contrapor ao excesso de atividade do sistema nervoso simpático *yang* e para alcançar uma harmonia interior mais tranqüila e relaxada. *Biofeedback*, visualização dirigida, meditação e relaxamento progressivo são apenas algumas das muitas técnicas comprovadamente úteis para ajudar a liberar a tensão física e emocional. Você deve experimentar alguns métodos diferentes, cada um a cada semana ou a cada duas semanas, para saber quais deles funcionam melhor para você.

Biofeedback

Biofeedback é um método científico — cuja validade foi comprovada pelo tempo — de explorar e utilizar a conexão mente-corpo. Ele é particularmente útil para aquelas pessoas que sofrem de problemas crônicos, como é o caso das alergias. O *biofeedback* tem por base a premissa de que qualquer pessoa pode aprender a mudar suas funções vitais — incluindo a freqüência dos batimentos do coração, a pressão arterial, a respiração e a tensão muscular — usando a mente. Em outras palavras, depois de ser adequadamente treinado, você poderá aprender a reduzir sua freqüência cardíaca e respiratória ao mesmo tempo que reduz a coceira e irritação relacionadas com a ansiedade.

Os cientistas desenvolveram inicialmente o *biofeedback* depois de realizarem estudos mostrando que, por meio de recompensas e punições, os animais podiam ser levados a controlar funções corporais que, anteriormente, pensava-se, eram completamente automáticas. Os médicos adaptaram essas descobertas para criar maneiras pelas quais os seres humanos poderiam controlar funções inconscientes usando o pensamento consciente. Embora existam diversos métodos de *biofeedback*, todos eles têm três coisas em comum: (1) medem uma função fisiológica (como a tensão muscular, por exemplo); (2) convertem essa medida em uma forma compreensível (um gráfico gerado por computador, uma luz que pisca, níveis de mercúrio num termômetro, etc.); e (3) fazem com que essa informação retorne e seja apresentada à pessoa.

Assim como em todos os aspectos da assistência à saúde, é importante que você receba o treinamento de *biofeedback* com um terapeuta qualificado. Em termos gerais, isso significa alguém com um bom domínio da fisiologia e da psicologia e que tenha sido licenciado pelo Feedback Certification Institute of America. Veja a seção sobre *Literatura*, na página 177, para obter indicação de uma referência sobre o assunto.

Visualização Dirigida

A visualização dirigida é uma forma de tratamento para alergias e outros problemas que usa o poder da mente humana como sua arma fundamental. A imaginação humana — aquela parte da sua mente que pode representar e perceber imagens e sensações — é um dos mais eficientes recursos de saúde disponíveis para você. Ao utilizar o poder da mente, você pode ajudar a evocar uma resposta física em seu corpo para relaxar seus músculos, estimular (ou deprimir) o seu sistema imunológico e reduzir a tensão e a ansiedade. Na verdade, a visualização dirigida está agora sendo usada para tratar diversos problemas, além das alergias, incluindo dores lombares crônicas, hipertensão arterial, distúrbios gastrintestinais e síndrome da tensão pré-menstrual.

Além de ajudar a relaxar o seu corpo, a visualização dirigida também o ajuda a ter acesso às suas emoções. Por exemplo: ao visualizar a sua alergia e sintomas alérgicos apenas como várias formigas irritantes que você pode destruir esmagando-as sob a sola dos pés, você poderá aprender a ter uma melhor compreensão de como os sintomas o fizeram sentir-se frustrado e exausto e de como você pode se sentir saudável e de posse do controle de seu corpo se lhe for dada a oportunidade de romper esse ciclo.

Embora você mesmo possa conduzir a sua sessão de visualização dirigida, os resultados são melhores quando você dispõe de um profissional treinado para desenvolver um programa e orientá-lo nos diversos procedimentos até que eles se tornem familiares. Converse com o seu médico para que ele o ajude a encontrar um terapeuta qualificado para trabalhar ao seu lado.

Meditação

Assim como o *biofeedback* e a visualização dirigida, a meditação é um exercício mental que afeta os processos do corpo. O propósito da meditação, no que diz respeito ao relaxamento, é ajudá-lo a obter o controle dos seus pensamentos, para que você possa escolher aquilo em que deseja se concentrar e, assim, deixar o *stress* fluir para fora do corpo. A meditação para o relaxamento não requer nenhum treinamento especial e pode ser feita em qualquer momento do dia e em qualquer lugar confortável. Você precisa de apenas quinze minutos de tranqüilidade sem interrupção.

A meditação é eficaz tanto para reduzir o *stress* de maneira geral como para ajudar a relaxar grupos específicos de músculos que fazem você ficar tenso, ansioso ou preocupado. Durante a meditação, você acalma o seu sistema nervoso simpático, reduzindo assim a freqüência cardíaca e o estado de contração muscular. Além de seus benefícios físicos, a meditação pode ajudá-lo psicologicamente, permitindo que você se concentre na causa de seu *stress* e encontre novas maneiras de reagir aos desafios com os quais se defronta. Os pesquisadores descobriram que a meditação está relacionada com um maior controle interno, com uma maior auto-realização, com mais sentimentos positivos — depois de uma situação estressante — com a melhoria do sono e, até mesmo, com uma maior facilidade para deixar de fumar.

Existem à sua disposição muitos excelentes livros acerca de meditação que entram em detalhes sobre posições adequadas para a pessoa se sentar, sobre o que esperar e, até mesmo, sobre que cânticos entoar, se você quiser incluir isso em seu exercício de meditação. E existem escolas de meditação que treinam tanto médicos como leigos a transitar pelos labirintos do processo meditativo. Mas os elementos básicos da meditação na verdade são muito simples e podem ser dominados por qualquer um que se disponha a despender alguns minutos ao dia para praticá-la.

EXERCÍCIO BÁSICO DE MEDITAÇÃO

Este é um exercício simples de meditação que poderá ajudá-lo a relaxar e a dirigir o foco de sua atenção para longe de coisas que causam *stress* em sua vida. Comece sentando-se alguns minutos ao dia — apenas 5 ou 10 minutos — até que o exercício possa ser executado confortavelmente.

1. Use uma roupa larga e confortável. O ideal é uma calça de abrigo ou *shorts* e uma camiseta.
2. Encontre um lugar tranqüilo onde você não seja perturbado. Tente não se sentar em um lugar onde você possa ser facilmente distraído, como diante de uma janela.
3. Sente-se no chão, numa posição confortável. Se você não puder sentar-se no chão, sente-se em uma cadeira de encosto reto.
4. Deixe as mãos apoiadas sobre as pernas.
5. Abaixe as pálpebras, de modo que seus olhos fiquem quase, mas não completamente, fechados.
6. Respire fundo e solte o ar lentamente.
7. A maneira mais fácil de começar a meditação é contar seus movimentos respiratórios. Inspire, conte um. Expire, conte dois. Inspire, conte três. Expire, conte quatro. Faça isso até dez e, depois, comece novamente a partir do um.
8. Sente-se durante cerca de 5 minutos até mais ou menos o término da primeira semana (tente marcar o tempo com um *timer* de cozinha para que não tenha de ficar de olho num relógio). Aumente gradualmente o tempo de meditação para 15 ou 30 minutos ao dia.

Relaxamento Progressivo

O relaxamento progressivo é uma técnica usada para induzir as pessoas ao relaxamento dos músculos e dos nervos. Essa técnica foi desenvolvida por Edmund Jacobson, médico que criou a técnica para pacientes de hospitais para doenças nervosas. Ela envolve o retesamento de um grupo de músculos, seguido de seu relaxamento, sendo que o indivíduo passa lentamente de um grupo de músculos para outro. O retesamento inicial é feito com o propósito de ensinar as pessoas a reconhecer mais prontamente a sensação produzida pela tensão muscular. A idéia é perceber mais rapidamente quando os nossos músculos estão tensos e, então, aprender a relaxá-los. O relaxamento progressivo também produz benefícios psicológicos. Estudos têm mostrado que as pessoas que praticam esse método de relaxamento por um período de várias semanas elevam sua auto-estima, reduzem sua vulnerabilidade à depressão e melhoram seus padrões de sono. Em outras palavras, os exercícios de relaxamento progressivo podem ajudá-lo a trazer seu corpo e sua mente de volta a um estado de equilíbrio.

De modo geral, uma sessão de relaxamento progressivo começa pelo retesamento e, depois, pelo relaxamento dos músculos dos pés e das pernas; em seguida, vai-se subindo lentamente, passando pelos músculos dos quadris, abdome, região lombar, tórax, pescoço e braços. Depois que você adquirir mais experiência com o relaxamento progressivo, será possível relaxar determinados grupos de músculos — os músculos que dão sustentação às articulações dos joelhos ou dos quadris, por exemplo, ou aqueles que controlam as articulações dos dedos. No início, talvez, seja melhor trabalhar todo o seu corpo, da cabeça aos pés. O exercício seguinte irá ajudá-lo a começar:

EXERCÍCIO DE RELAXAMENTO PROGRESSIVO

1. Deite-se de costas no chão, com os joelhos dobrados e a sola dos pés apoiada no chão. Certifique-se de que a região lombar esteja apoiada no chão, para que você não corra o risco de forçar a coluna nessa parte das costas.
2. Respire fundo e retese os músculos dos pés, cerrando os artelhos.
3. Ao relaxar os pés, expire. Observe como mudou a maneira de você sentir os pés.
4. Inspire novamente e retese os músculos da barriga da perna. Mantenha-os assim durante alguns segundos.
5. Ao expirar e relaxar os músculos da barriga da perna, diga para si mesmo: "Sinto-me relaxado."
6. Continue o processo com os joelhos, as coxas, a região abdominal, o peito, os braços e ombros, o pescoço e a face. A cada vez que você retesar e relaxar um grupo de músculos, sinta-se mergulhando cada vez mais num estado de relaxamento.
7. Quando tiver terminado o processo, respire profunda e regularmente durante 15 minutos, usufruindo a sensação de relaxamento.

8. Repita esse exercício diariamente.

Qualquer que seja o método de relaxamento que você escolher, tente fazer do relaxamento uma libertação e um prazer, em vez de uma tarefa a ser executada. Estas sugestões simples destinam-se a ajudá-lo a encontrar paz e a evitar frustrações:

Planeje o relaxamento. Quando você souber que um prazo fatal se aproxima, ou que uma determinada semana vai ser particularmente ocupada e estressante, tente reservar algum tempo — ainda que sejam apenas alguns minutos — todos os dias para executar um dos métodos de relaxamento descritos acima ou para simplesmente dar uma caminhada e aliviar a tensão. Provavelmente você irá retornar à tarefa que estiver executando sentindo-se revigorado e mais apto a concentrar sua atenção. Se você acabar sofrendo um ataque alérgico por causa do *stress* ao qual você foi submetido ao longo do dia, será mais fácil administrá-lo.

Aumente o seu sentimento de auto-estima e controle. Quando você descobrir que tem poder e controle sobre o seu ambiente interior e perceber que pode fazer mudanças positivas e bem-sucedidas em sua saúde física e mental, sua auto-estima automaticamente irá aumentar, proporcionando-lhe uma nova sensação de autoconfiança. Com paciência e dedicação, esses hábitos poderão tornar-se uma parte favorita de sua rotina diária.

Não se esqueça de rir. Embora esta recomendação tenha se tornado uma espécie de clichê, rir é de fato um dos melhores remédios conhecidos pelo homem. O humor proporciona um saudável equilíbrio a toda hostilidade, ansiedade e tensão que você sente a cada dia. Se você for capaz de olhar o mundo e a si mesmo com um pouquinho de humor e um toque de comicidade, você irá descobrir que a sua mente não está tão confusa, que o seu *stress* não é assim tão grande e que os seus sintomas de alergia talvez sejam menos incômodos e debilitantes.

Se você aprender a meditar, ao mesmo tempo que começa a melhorar sua alimentação e seu regime de exercícios físicos, você estará no caminho certo para assumir o controle de sua vida, prevenindo os danos que as alergias poderiam causar à sua auto-estima e à sua saúde e bem-estar de modo geral. Enquanto isso, no próximo capítulo, discutiremos um aspecto de sua vida que talvez necessite de alguma atenção: exercício e atividade física.

"Existem algumas coisas que podem ser sentidas mas não explicadas em palavras."

Provérbio chinês

11

Exercícios para a Saúde e Condicionamento Físico

Você talvez esteja se perguntando por que razão um livro sobre alergias teria um capítulo a respeito de exercícios físicos. Afinal de contas, o exercício não vai limpar os seus pulmões nem corrigir o seu sistema imunológico. Ou será que vai? A verdade é que, sem a prática regular de exercícios, o seu corpo não pode funcionar de forma equilibrada, harmoniosa e com saúde. Precisamos de atividade física, da mesma forma como precisamos de alimento, de oxigênio e de água. Assim, é uma tremenda vergonha que tantas pessoas deixem de proporcionar ao seu corpo a prática de exercícios regulares.

Os benefícios da atividade física são quase que por demais numerosos para serem mencionados. Além de reduzir o risco de desenvolvimento de doenças do coração, acidente vascular cerebral, hipertensão arterial, alguns tipos de câncer e uma miríade de outras doenças, o exercício pode melhorar consideravelmente a qualidade da sua vida. A prática regular de exercícios o ajudará a ter uma melhor aparência e a aumentar o seu senso de auto-estima. Ela vai ajudá-lo a liberar a ansiedade e as tensões físicas e emocionais, além de aumentar sua energia e disposição. À medida que cada um desses benefícios forem se tornando evidentes, você irá sentir-se, de forma lenta, porém segura, muito mais forte, confiante e menos vulnerável a ser uma vítima indefesa das suas alergias.

Embora a atividade física provavelmente não vá resolver os seus problemas de alergia, ela certamente o ajudará a obter um certo equilíbrio e controle sobre sua vida e saúde. Na verdade, como o exercício é tão bom para a mente e as emoções, ele pode ajudar a estabilizar a produção de hormônios do *stress* — a noradrenalina e a epinefrina — tão fundamentais para o controle da resposta alérgica. Outras substâncias químicas liberadas pelos exercícios são as endorfinas e encefalinas, as quais têm o efeito de elevar o humor, ajudam a reduzir o *stress* e aliviam a irritabilidade e a dor.

Infelizmente, se você for como a maioria dos americanos, o exercício não é uma parte regular de sua vida. Na verdade, os resultados de um estudo de 1994, realizado pelo National Center for Health Statistics (Centro Nacional de Estatísticas sobre a Saúde), mostrou que menos de 50% dos americanos fazem algum tipo de exercício físico regular. Além do mais, o mesmo estudo revelou que quase um terço dos americanos continua obeso — mais de 20% acima do peso ideal. Talvez você tenha se esquivado de praticar atividades físicas por temer que esse esforço pudesse aumentar o risco de sofrer um ataque alérgico. Se você tem asma e sintomas respiratórios de alergia, o exercício — especialmente quando praticado ao ar livre — poderá ter precipitado um ataque de alergia no passado. Nesse caso, é importante você conversar com o seu médico para encontrar maneiras seguras e saudáveis de fazer o sangue circular e seus músculos trabalharem, de modo que você possa continuar em boas condições físicas ao longo de toda a sua vida.

Para a maioria de nós, todavia, a falta de motivação para praticar exercícios físicos não começou por causa de nossos sintomas de alergias ou por causa de quaisquer outros problemas físicos. Podemos invocar esses problemas como desculpas, mas a verdade é que quase todo mundo — por mais que esteja atormentado por alergias, dores nas costas ou algum outro tipo de doença crônica — pode incorporar algum tipo de atividade física à sua vida. Então por que não fazemos isso? Simplesmente porque somos preguiçosos e desmotivados? Não é bem assim. Na verdade, existem poderosas forças que se aliaram contra nós e bloqueiam o caminho que nos conduz à saúde e à boa forma física. A maioria de nós vive num mundo repleto de mensagens muito confusas sobre peso, imagem corporal e modo de vida. Vemos modelos esqueléticas anunciando batatas fritas repletas de gordura e atletas propalando as virtudes de uma determinada marca de cerveja. Somos estimulados a comprar aparelhos que nos poupam tempo e energia, como cortadores de grama elétricos, limpadores de neve e máquinas de lavar louça. O próprio televisor está o tempo todo diante de nós, convidando-nos a deixar de lado as atividades físicas para ficarmos passivamente sentados.

É preciso tempo, energia e empenho para romper esse ciclo de inatividade e doença crônica. Temos também de remover muitas camadas de apatia, desinformação e frustração a respeito de saúde e condicionamento físico que podem ter-se acumulado ao longo dos anos. A adoção de uma dieta adequada *irá* fazê-lo sentir-se melhor e ela poderá ser tão saborosa e tentadora quanto os alimentos que você vê nos anúncios. Ler um livro ou aprender um novo *hobby* é mais relaxante do que ficar sentado passivamente assistindo à televisão horas e horas seguidas.

Quanto ao exercício físico, trata-se de um hábito que, indubitavelmente, prolonga a sua vida e estimula a saúde e o bem-estar físico e mental, e não um esforço monótono e doloroso. Quando realizado adequadamente e de maneira regular, o exercício permite que você se relacione com o seu corpo físico de uma forma mais íntima. Você poderá sentir os seus músculos ficarem mais fortes, o seu coração pulsar com mais vigor e o seu sistema nervoso eliminar a tensão e o *stress* acumulados ao longo do dia. O equilíbrio será restaurado, tanto o equilíbrio no interior do seu corpo como o equilíbrio entre você e o restante do mundo físico. A cada hora que gastamos num ambiente artificial dos televisores, máquinas de fax, escritórios atravancados e fábricas barulhentas nós nos afastamos um pouco mais da natureza e do verdadeiro papel que nela deveríamos desempenhar.

Exercícios e a sua Saúde

Na edição de 1985 da *Medical Encyclopedia*, Signet/Mosby, exercício é definido como "qualquer ato ou habilidade que exija esforço muscular e seja realizado para condicionar o corpo, melhorar a saúde ou manter a aptidão física". Especificamente, o exercício ajuda o corpo a desempenhar suas funções vitais das seguintes maneiras:

O exercício aumenta a eficiência do coração e dos vasos sangüíneos. O sistema cardiovascular tem como principal função o fornecimento de oxigênio, um elemento essencial para a vida, a cada célula do corpo.

Com a prática regular de exercícios aeróbicos (exercícios que requerem oxigênio para a produção de energia), o coração e os vasos podem bombear mais sangue e levar mais oxigênio e outros nutrientes a todos os músculos do corpo. Além do mais, os exercícios físicos ajudam a manter a pressão arterial e o colesterol sangüíneo em níveis normais, reduzindo, assim, o risco de doenças do coração — as quais continuam sendo o principal problema de saúde do país.

O exercício favorece a respiração profunda. O oxigênio é mais vital para nossa saúde e bem-estar do que qualquer outra atividade ou nutriente isolado. Não obstante, poucos de nós compreendem plenamente como é importante respirar fundo para expandir os pulmões e banhar as células com sangue rico em oxigênio. Isso é especialmente verdadeiro para aqueles que sofrem de alergias respiratórias; muitas vezes temos medo de usar realmente os nossos pulmões e músculos respiratórios, mesmo quando estamos aptos para isso.

Durante exercícios vigorosos e continuados um adulto respira cerca de duas vezes mais rápido e de forma muito mais profunda do que em estado de repouso, aumentando a captação de ar de 45 para aproximadamente 90 litros por minuto. Ao respirar mais fundo, você deixa que seus pulmões se expandam e se contraiam profunda e vigorosamente (algo particularmente importante se você apresentar sintomas respiratórios), facilitando o transporte de oxigênio para cada célula do corpo.

Além do mais, segundo muitas filosofias orientais, a respiração é mais do que apenas uma maneira de manter fisicamente a força vital das células. Ela é também o veículo da energia cósmica inicial que instilou a vida em todos os seres. Segundo essas tradições, a quantidade de oxigênio que captamos e a taxa com que o fazemos controlam o quanto a energia influencia a saúde do corpo e da mente.

O exercício físico alonga e fortalece os músculos. O desenvolvimento de músculos fortes e flexíveis tem grande importância para aqueles que desejam permanecer saudáveis e fortes durante a vida toda. Músculos bem condicionados ajudam-no a executar todos os tipos de tarefas diárias (incluindo simplesmente sentar-se) com mais eficiência e menos esforço. Acredita-se que uma boa flexibilidade proteja os músculos contra distensões, visto que músculos retesados e contraídos estão mais propensos a serem lesados, mesmo por atividades moderadas.

Os exercícios físicos ajudam o corpo a manter o metabolismo e o peso adequados. Com a prática de exercícios, a manutenção de um peso saudável ocorre quase que de forma natural, especialmente se ele vier acompanhado de uma dieta relativamente sensata. Primeiro, com um exercício aeróbico regular, o seu corpo aprende a queimar com mais eficiência a gordura armazenada para usá-la como combustível para atender às suas necessidades mais elevadas de energia. Em segundo lugar, o músculo é metabolicamente mais ativo do que a gordura: o corpo tem de queimar mais calorias para alimentar e nutrir o tecido muscular do que teria de fazer para manter a gordura. Portanto, quanto mais músculo você tiver, mais calorias irá queimar a cada dia.

O exercício físico permite que o corpo e a mente relaxem. O *stress* desempenha um papel significativo no desenvolvimento e agravamento de muitas alergias. O exercício físico ajuda a combater tanto a tensão muscular quanto a ansiedade espiritual. Um outro benefício do exercício físico é que certas substâncias químicas chamadas endorfinas — que têm a propriedade de combater a dor e provocar uma euforia moderada — são liberadas sempre que o corpo sente dor, inclusive por ocasião de exercícios físicos vigorosos, quando os músculos começam a se cansar e a "queimar". Produzidas na medula espinhal e no cérebro, as endorfinas são um perfeito exemplo do poder de o corpo retornar por si mesmo a um estado de equilíbrio e podem ser a razão pela qual o exercício físico parece reduzir a ansiedade e o *stress* naquelas pessoas que o praticam regularmente.

Por todas essas razões — por sua saúde geral e para estimular seu sistema imunológico — você deve começar a fazer da atividade física parte da vida cotidiana. Neste capítulo fazemos uma breve apresentação das três categorias de exercício necessárias para se alcançar a aptidão física: alongamento, fortalecimento e aeróbica. Todavia, está muito além da intenção deste livro discorrer sobre quaisquer dessas categorias com a profundidade adequada; cada uma delas é objeto de numerosos livros mais abrangentes disponíveis em uma biblioteca ou livraria de sua região.

Caso sofra de alergias crônicas, é importante que você receba orientação adequada de seu médico, terapeuta alternativo, fisioterapeuta ou treinador antes de começar a exercitar-se. Por maior que seja o nosso cuidado ao descrever adequadamente os exercícios, nada se equipara a ter alguém observando a maneira singular como seus músculos funcionam enquanto você se exercita, estimulando-o a executar os exercícios que irão proporcionar-lhe maiores benefícios e, então, certificando-se de que você os está executando eficientemente e da forma correta.

Alongamento para Flexibilidade

Muitos americanos, mesmo aqueles que acreditam estar no auge do condicionamento físico, negligenciam a flexibilidade. Parte da razão talvez esteja na natureza não-competitiva do alongamento. Ao contrário da aeróbica e do treinamento com pesos, o alongamento não oferece tempo ou limites de peso a serem batidos. Em vez disso, alongar os músculos de forma lenta e continuada, até os seus limites e ligeiramente além, é um esforço muito pessoal e que irá trazê-lo mais perto da verdadeira compreensão da singular estrutura de seu corpo. O alongamento aumenta a amplitude de movimentos de uma articulação, assim como o fluxo de sangue para o músculo, ajudando, assim, a reduzir os riscos de que ele seja lesado ou distendido.

O alongamento deve ser sempre precedido por um breve período de aquecimento — como um leve *jogging*, sem sair do lugar, alguns minutos de bicicleta estacionária ou uma vigorosa caminhada de cinco minutos — com o propósito de aumentar o fluxo de sangue para os músculos. Ao executar o alongamento, você nunca deve fazer movimentos bruscos ou mover-se aos trancos; em vez disso, os movimentos devem ser lentos e fluidos e cada posição deve ser mantida durante dez a doze segundos de cada vez. Respire fundo, enquanto faz o alongamento, para que os seus músculos possam desfrutar plenamente dos seus benefícios e para que eles fiquem mais profundamente relaxados e possam ser reparados de forma mais eficiente quando a posição é interrompida. Os exercícios de yoga — que alongam os músculos de forma lenta e constante ao mesmo tempo que banham as células em oxigênio por meio da respiração profunda — são particularmente eficazes para favorecer a flexibilidade e aumentar a circulação.

DICA PARA ALÉRGICOS

Se você for alérgico à ambrosia ou a outra planta, tente permanecer o maior tempo possível em ambientes fechados durante os dias em que os níveis de pólen são mais elevados (a maioria dos programas meteorológicos locais informa as contagens de pólen em suas transmissões matinais). Se você precisar sair para o ar livre, use uma máscara para alergia e não participe de esportes vigorosos ao ar livre, os quais irão fazê-lo inalar profundamente o ar contaminado.

Entre os exercícios de alongamento apropriados para aumentar sua flexibilidade acham-se os seguintes:

Inclinação pélvica. Deite-se de costas, com os joelhos dobrados e as solas dos pés apoiadas no chão. Puxe o estômago para dentro e contraia os músculos das nádegas. Mantendo os pés e a região lombar apoiados no chão, eleve seus quadris do chão, mantendo-os assim por dez segundos. Solte lentamente. Repita.

Alongamento da região lombar. Deite-se de costas, com as pernas esticadas à sua frente. Dobre um joelho e segure a região inferior da sua coxa, mantendo a outra perna esticada. Puxe o joelho dobrado em direção ao seu queixo. Mantenha-o nessa posição durante dez segundos. Repita.

Rotação da região lombar. Deitado de costas, erga uma das pernas, formando um ângulo de 45 graus e, em seguida, abaixe-a lentamente sobre o lado oposto do corpo (provavelmente no nível dos quadris). Deixe a região lombar e os quadris apoiados no chão. Mantenha o alongamento por cerca de dez segundos e, depois, repita o exercício do outro lado.

Alongamento felino. Fique de quatro, com as mãos e os joelhos apoiados no chão e as costas retas, como se fosse um tampo de mesa. Arqueie suas costas lenta e suavemente, como um gato faz depois de acordar de um de seus inúmeros cochilos. Ao fazer isso, deixe a cabeça cair para a frente, com o queixo perto do peito. Mantenha o alongamento por cerca de dez segundos e, em seguida, erga lentamente a cabeça e endireite as costas. A partir dessa posição, arqueie os ombros para trás e erga os quadris, de modo que você fique numa posição semicurvada; mantenha-se assim por dez segundos. Em seguida, repita ambas as posturas para alongar plenamente todos os músculos das costas.

Ombros/tórax. Levante o braço direito e tente o mais possível alcançar a parte inferior das costas. Ao mesmo tempo, coloque o braço esquerdo por trás das costas, com a palma das mãos voltadas para fora, e tente alcançar os dedos da mão direita. Mantenha esse alongamento por cinco a dez segundos. Repita com os braços invertidos.

Peito/braços. Fique de pé, com o lado esquerdo do corpo à distância de um braço de uma parede. Estique o braço esquerdo e coloque a palma da mão esquerda sobre a parede, um pouco atrás de você. Mantendo sua mão no lugar, vire ligeiramente o corpo para a direita. Mantenha o alongamento de cinco a dez segundos. Repita voltando-se para o outro lado e usando o braço direito.

Panturrilha. Incline-se para a frente e, apoiando-se sobre o calo dos pés e mantendo os calcanhares levantados, pule muito ligeiramente vinte vezes. Em seguida, fique de pé perto de uma parede, a uma distância ligeiramente menor que a de um braço. Incline-se para a parede, apoiando seu peso com ambas as mãos. Mantenha as pernas retas e os calcanhares encostados no chão. Mantenha o alongamento por dez segundos.

Tendão do jarrete. Coloque um pé cerca de 30 centímetros na frente do outro. Levante os dedos do pé que está na frente. Mantendo ambos os joelhos ligeiramente dobrados, incline o tronco para a frente, como se você estivesse fazendo uma reverência. Sinta o alongamento, por cerca de dez segundos, nas costas e na parte anterior das coxas. Inverta a posição.

Exercícios de Fortalecimento

A força muscular geral e a resistência são fundamentais para a saúde e a aptidão física; cada músculo do corpo desempenha um papel para podermos ficar em pé eretos, mover-nos com elegância e sentar apropriadamente.

Obtemos resistência e força muscular aplicando uma força oposta ao movimento normal do corpo. Essa carga faz com que os músculos se contraiam com uma tensão mais elevada. Podemos fazer isso de duas maneiras: usando o peso do nosso próprio corpo numa série de exercícios chamados calistenia e usando pesos ajustáveis.

Como as técnicas calistênicas e os exercícios com pesos são muito precisos e, se não forem realizados corretamente, podem produzir lesões, sugerimos que você procure uma academia de ginástica para receber informações de primeira mão, antes de iniciar um programa por conta própria.

Uma rotina de treinamentos com pesos deve envolver cerca de trinta minutos de tensão lenta, porém constante, sobre diferentes músculos com o uso do peso do próprio corpo (calistenia), pesos soltos ou de equipamentos de ginástica (como o *Nautilus*). Sua rotina exata de exercícios deve ser planejada juntamente com um especialista em ginástica, mas, em termos gerais, ela é constituída por cerca de doze exercícios: seis para a parte superior do corpo e seis para a parte inferior. Da maior importância são os exercícios que se destinam a fortalecer e melhorar o tônus dos grandes músculos do corpo, incluindo o abdome, os ombros, as nádegas e os flexores dos quadris.

A flexão abdominal é um exercício particularmente útil, pois melhora a aparência e fortalece e equilibra o centro do corpo. A flexão abdominal destina-se a fortalecer os músculos abdominais, os quais, por sua vez, ajudam a manter as costas fortes e flexíveis. Os músculos abdominais correspondem a três quartos da circunferência da região lombar e, se estiverem em boa forma, proporcionam uma boa sustentação para a coluna.

É necessário que a flexão abdominal seja realizada corretamente. Do contrário, você estará prejudicando as costas se deixar de seguir cuidadosamente as instruções apresentadas abaixo. Se sentir dor nas costas durante ou depois deste exercício, considere a possibilidade de obter orientação de um profissional qualificado numa academia de ginástica de sua cidade.

CONTRAÇÃO DO ABDOME

1. Deite-se de costas, com os joelhos dobrados e os pés apoiados no chão. Pressione a região lombar contra o chão.
2. Aperte o queixo contra o peito e coloque as mãos entre as coxas.
3. Retese os seus músculos do abdome, permitindo que eles ergam a parte superior do corpo até que seus ombros saiam do chão.
4. Mantenha essa posição por três segundos e, então, retorne lentamente à posição original.
5. Repita este exercício dez vezes.

Observe, por favor: Os exercícios anaeróbicos, incluindo a calistenia e o treinamento com pesos (soltos ou com o equipamento *Nautilus*), em geral não são recomendados para pessoas que têm pressão arterial elevada ou qualquer tipo de doença do coração avançada. Esses exercícios podem causar elevações transitórias, porém significativas, na pressão arterial. Se você tem hipertensão arterial ou alguma doença do coração, ou se tiver mais de 40 anos e estiver começando a fazer treinamentos com pesos, converse com o seu médico ou terapeuta alternativo, antes de iniciar um programa de exercícios.

Exercícios Aeróbicos

Exercícios aeróbicos são aquelas atividades que promovem o condicionamento cardiovascular por aumentarem a capacidade de o corpo fornecer grandes quantidades de oxigênio para o trabalho muscular. Os exercícios aeróbicos em geral envolvem o trabalho de grandes grupos de músculos (como os músculos das pernas) durante um certo período de tempo, geralmente maior do que vinte minutos, em um ritmo moderado e constante. Além de contribuir para a saúde cardiovascular, os exercícios aeróbicos aumentam a capacidade de o corpo queimar gordura com maior eficiência — positivamente uma dádiva para as pessoas que estão tentando perder o excesso de peso.

Existem literalmente dezenas de atividades que podem proporcionar benefícios aeróbicos se forem realizadas ininterruptamente, durante um certo período de tempo (pelo menos de vinte a trinta minutos), incluindo caminhar, fazer dança aeróbica, esquiar, andar de bicicleta, nadar, patinar no gelo, correr e fazer *jogging*. Lembre-se de que o principal proveito que auferimos com o exercício é a sensação de liberdade e relaxamento que ele nos proporciona. Você deve aproveitar esses momentos do seu dia e não se tornar um prisioneiro da atividade em si nem de qualquer ansiedade que você possa sentir acerca de sua execução.

Orientações Gerais

No melhor dos mundos possíveis, pularíamos cedo da cama, felizes da vida, faríamos algumas respirações profundas, correríamos sem sair do lugar durante alguns minutos, alongaríamos suavemente nossos músculos e, depois, faríamos uma caminhada vigorosa, um pouco de *jogging* ou jogaríamos uma partida de tênis. Esse mundo ideal, porém, não faz parte da realidade da maioria das pessoas. Ao contrário, temos de nos esforçar para introduzir o exercício em nossa vida, de forma gradual, porém persistente, de modo que ele faça parte da nossa rotina de vida — se não diária, pelo menos semanal.

Para fortalecer os músculos e aumentar suas capacidades aeróbicas, uma meta ideal é exercitar-se cerca de três a cinco dias por semana durante aproximadamente trinta minutos. Não fique desanimado se não conseguir cumprir esses horários logo de início: cada vez que movimentar o corpo, você estará fazendo algo de positivo para a sua saúde, mesmo se for apenas durante dez minutos ao dia. Por outro lado, para perceber realmente uma diferença no modo como você sente o seu corpo e a sua saúde, você vai precisar fazer com que o exercício se torne uma parte regular de sua vida.

Eis aqui algumas sugestões para que você inicie sua caminhada pela estrada que conduz ao bom condicionamento físico:

Converse com o seu médico ou terapeuta. Seu primeiro passo ao dar início a um programa de exercícios é consultar o seu médico ou terapeuta alternativo, especialmente se você estiver com excesso de peso, tiver mais de 40 anos de idade ou apresentar algum outro fator de risco para as doenças cardiovasculares. O seu médico poderá recomendar que você faça um teste de esforço, o qual avalia o funcionamento de seu coração e vasos sangüíneos. Tanto a amplitude do período durante o qual você consegue exercitar-se como o nível da atividade que você consegue realizar, sem ficar exausto, irá ajudar o seu médico a determinar uma rotina segura de exercícios para você. Além do mais, se as suas alergias apresentarem manifestações de natureza respiratória ou forem exacerbadas pela atividade física, seu médico poderá trabalhar ao seu lado para, lenta e cuidadosamente, melhorar o seu nível de aptidão física.

Leve em conta as suas alergias. Se você sofre de febre do feno, então as corridas ao ar livre, durante a primavera e o outono, quando as contagens de pólens estão elevadas, serão contraproducentes. Se em vez disso você optar por exercícios em ambiente fechado, a probabilidade de vir a sofrer um ataque de asma será muito menor. Se você estiver se sentindo de alguma forma doente por causa das alergias, não faz nenhum sentido impor um *stress* adicional ao seu corpo, fazendo exercícios. Nesse caso, é melhor esperar até estar se sentindo melhor, quando o seu sistema imunológico hiperativo tiver se acalmado e permitir que o seu corpo volte a um estado normal de equilíbrio.

Comece lentamente. Um estudo feito em 1989 mostrou que exercícios moderados — definidos como 30 minutos ao dia de atividade leve, tal como caminhar ou cuidar do jardim — fazem tão bem à saúde como níveis mais elevados de exercícios, como aeróbica de alto impacto e *jogging*. Se você tem estado inativo há bastante tempo por causa de alergias graves ou de asma induzida por exercício, o seu corpo levará tempo para ajustar-se. Na verdade, para aquelas pessoas que têm levado uma vida sedentária nos últimos meses ou anos, os exercícios moderados são muito mais seguros do que as atividades de alta intensidade.

Escolha atividades que você aprecia. Talvez o elemento mais importante no planejamento do seu programa de exercícios seja a escolha de atividades que você irá apreciar a longo prazo. Pense desta maneira: se você exercitar-se três vezes por semana, durante 30 minutos a cada sessão, você terá subido escadas, praticado *jogging* ou remado durante 78 horas — o equivalente a duas boas semanas — no final do ano.

Estabeleça metas realistas. Se você tem levado uma vida sedentária nos últimos meses ou anos, fazer uma corrida de 16 quilômetros todas as manhãs — como treinamento para correr uma maratona no mês seguinte — seria contraproducente e poderia até mesmo colocar em risco a sua saúde. Depois de fracassar em atingir metas realistas, ou de lesar o seu corpo tentando realizá-las, você ficaria frustrado e, provavelmente, resolveria não fazer nenhum tipo de exercícios. É mais adequado estabelecer metas que você sabe que pode atingir e, quem sabe, algumas que estejam um pouco fora do seu alcance. Conquistá-las irá proporcionar-lhe um senso de orgulho e autoconfiança que certamente o manterá motivado.

Varie sua rotina. Além do alongamento, praticado todos os dias, planeje duas ou três diferentes rotinas de exercícios. Ande de bicicleta num dia, faça uma caminhada no dia seguinte, experimente um novo esporte no próximo. Isso irá reduzir as chances de você ficar entediado com o programa de exercícios, a principal razão pela qual muitos de nós acabam desistindo do que tinham resolvido fazer e voltam a levar uma vida sedentária.

Encontre uma pessoa ou grupo para dar-lhe apoio. Para a maioria de nós, chega uma época em que nossa motivação desaparece e perdemos interesse na prática regular de exercícios. Quando isso acontecer — e, preferivelmente, antes que isso aconteça — você deve arranjar um amigo ou uma pessoa querida para juntar-se a você em sua jornada rumo à aptidão física.

Neste capítulo, salientamos a importância de trabalhar os músculos do corpo, respirar oxigênio para nutrir as células e o cérebro e fazer com que seu coração bombeie sangue com mais força e de forma mais eficiente. No Capítulo 12 iremos mostrar-lhe de que modo o relaxamento sob as mãos de um profissional habilidoso pode trazer cura e paz a todas as partes do seu corpo.

"Cabe ao médico

distrair o paciente

enquanto a natureza

efetua a cura."

Voltaire

Toque Curativo: Manipulação do Corpo e Massagem

12

Sua pele é um dos maiores e mais importantes órgãos, cobrindo aproximadamente de 1,1 a 1,7 metro quadrado e pesando entre 2,3 a 3,6 quilos, dependendo de sua altura e peso. Além de formar um envoltório protetor em torno de seus músculos, articulações, vasos sangüíneos e órgãos internos, sua pele também é uma estrutura extremamente sensível e cheia de vida. Um pedaço de pele com cerca de 6 centímetros quadrados contém mais de 3 milhões de células, de cem a trezentas glândulas sudoríparas, 1 metro de vasos sangüíneos e mais de cinqüenta terminações nervosas.

Desse modo, não é de surpreender que, quando nossa pele é tocada, as sensações assim geradas vão até bem abaixo de sua superfície, chegando ao âmago do nosso eu físico e emocional. E quando uma pressão mais forte é aplicada, seus órgãos internos, incluindo aqueles envolvidos na produção de células do sistema imunológico, hormônios e tecidos nervosos, são afetados.

DICA PARA ALÉRGICOS

Se você fuma: Pare! Além de conter uma série de alérgenos e carcinógenos em potencial, o fumo debilita o sistema imunológico, deixando-o mais vulnerável ao desenvolvimento não apenas de alergias, mas também de um grande número de outras doenças.

Durante séculos os curadores de virtualmente todas as culturas do mundo têm usado o poder do toque como um método de curar doenças e aliviar a dor. Nas últimas décadas, as massagens e outros métodos de manipulação corporal que usam as mãos humanas como instrumentos de saúde e cura finalmente conquistaram aceitação e popularidade também nos Estados Unidos.

Neste capítulo, analisaremos algumas das maneiras pelas quais as técnicas de manipulação corporal podem ajudar a curar o corpo e trazê-lo para mais perto do estado de equilíbrio e integridade que conhecemos como saúde. Executada por mãos hábeis, a massagem tem o poder de:

- Ajudar a relaxar o corpo, tranqüilizando o sistema nervoso
- Acalmar músculos e articulações tensos e doloridos
- Estimular a circulação de células do sistema imunológico
- Desencadear a liberação de endorfinas, os analgésicos naturais do corpo
- Aumentar o fluxo sangüíneo, ajudando o corpo a eliminar alérgenos e produtos de excreção
- Ajudar a reduzir o inchaço e outros sintomas de inflamação
- Liberar emoções reprimidas e potencialmente prejudiciais por meio da respiração profunda e da expressão verbal durante a massagem
- Fazer com que músculos, ossos, articulações, tecido conjuntivo e órgãos fiquem corretamente alinhados

Você pode escolher entre virtualmente dezenas de diferentes técnicas de massagem e manipulação corporal. Embora a meta de todas as formas de massagem seja fazer o corpo retornar a um estado saudável e equilibrado, cada técnica é ligeiramente diferente da outra. A seguir, apresentamos uma breve visão geral dos diversos métodos usados atualmente nos Estados Unidos.

Massagem Terapêutica

A palavra massagem deriva da palavra árabe *massa*, que significa "passar a mão sobre". A massagem terapêutica, incluindo um de seus produtos, a massagem sueca, envolve alisar e golpear a pele e aplicar pressão sobre músculos tensos. Bater de leve com as mãos, dar palmadinhas e fazer movimentos semelhantes de percussão também são empregados. O estímulo à circulação, produzido pelas massagens, freqüentemente ajuda a aliviar dores musculares e a induzir um relaxamento profundo. A massagem pode ser uma forma de exercícios "artificial" que ajuda o sangue a fluir, aumenta a amplitude de movimentação dos membros e contribui para manter a elasticidade dos tecidos moles do corpo.

A massagem sueca, desenvolvida há cerca de 150 anos, é atualmente a forma de massagem mais popular dos Estados Unidos. A técnica envolve cinco movimentos básicos:

Effleurage consiste em movimentos longos e deslizantes que começam no pescoço e descem até a base da coluna ou que começam no ombro e vão até as pontas dos dedos. A *effleurage* destina-se a fazer com que o terapeuta fique familiarizado com o corpo da pessoa que está recebendo a massagem e vice-versa.

Petrissage envolve levantar suavemente os músculos para cima e afastá-los dos ossos, rolando-os depois e pressionando-os com suavidade. A *petrissage* é particularmente útil para pessoas que têm alergias e cujos sintomas incluem sensibilidade à dor, visto que isso tende a aumentar a circulação e a remover toxinas dos músculos, nervos e tecidos das articulações.

Fricção consiste em aplicar profundos movimentos circulares perto das articulações e de outras áreas ósseas, usando para isso os polegares e as pontas dos dedos. A fricção rompe as adesões, as quais são produzidas quando as fibras musculares se fundem durante o processo de cura.

Percussão é uma técnica que faz uso de golpes curtos aplicados de várias maneiras diferentes: com as quinas das mãos, as pontas dos dedos ou com o punho fechado. A percussão procura eliminar a tensão e as cãibras.

Vibração envolve uma pressão feita com as mãos do terapeuta sobre as costas ou membros da pessoa que estiver sendo massageada, seguida de uma rápida sacudidela que dura alguns segundos e tem o propósito de estimular a circulação e ajudar os músculos a se contraírem com maior eficiência.

Com esses cinco tipos de movimentos, o terapeuta sueco tentará manipular todos os seus músculos, ajudando-o a alcançar um novo senso de equi-

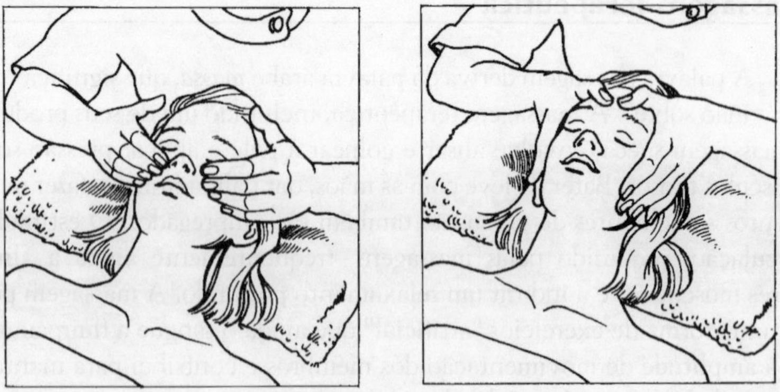

Massagem

Ao massagear certas áreas do rosto e da cabeça os terapeutas podem ajudar a aliviar dores de cabeça e da sinusite, que freqüentemente estão associadas a alergias.

líbrio e integração. Muitos profissionais de saúde agora fazem uso da massagem, incluindo fisioterapeutas, treinadores de atletismo e enfermeiros, além dos massagistas licenciados. Uma visita a um massagista costuma demorar de trinta a sessenta minutos. Na maioria dos casos o terapeuta irá pedir-lhe que você se dispa e deite-se sobre uma mesa de massagem, ficando o seu corpo coberto por um lençol. Antes de iniciar-se a sessão, o massagista poderá fazer-lhe perguntas sobre seu histórico médico e sobre seu atual estado físico e emocional. Em alguns casos, óleos minerais agradavelmente aromatizados, ou óleos essenciais, poderão ser usados durante a massagem. (Se você tiver alergias na pele, não se esqueça de mencionar isso ao seu massagista.)

Além das formas ocidentais de massagem terapêutica, das quais existem inúmeras variações, existem também as técnicas orientais. Conforme foi discutido no Capítulo 5, elas incluem o *shiatsu* e a *acupressura*, ambos os quais foram desenvolvidos a partir da teoria médica oriental. Essas formas de massagem concentram-se em restabelecer o fluxo de energia no corpo, para que todos os órgãos e tecidos recebam a nutrição vital.

A Técnica de Alexander

A postura, o modo como mantemos nosso corpo quando ficamos de pé, sentamos ou nos movemos, tem um efeito direto sobre o estado de nossa saúde física e mental, ou assim afirmou Frederick Mattias Alexander, um ator australiano da virada do século. Atormentado por uma perda crônica da voz, Alexander estudou uma maneira de falar recitando trechos de peças diante de um espelho. O que ele observou causou-lhe surpresa: sempre que começava a falar — ou mesmo quando pensava em fazê-lo — Alexander costumava retesar o pescoço, mover a cabeça para a frente e para trás, curvando ligeiramente as costas. Quando ele alterou esses movimentos musculares habituais, no entanto, descobriu que sua voz voltara com toda a força.

Com base em sua própria experiência, Alexander formulou uma teoria de que a causa original de muitas doenças, incluindo as alergias, poderia ser uma tensão muscular que surgia em razão de termos mantido nosso corpo em posição errada durante muitos anos. Ele desenvolveu uma técnica com a qual os terapeutas podiam ajudar os pacientes a "desaprenderem" movimentos ou posturas defeituosos.

A essência da técnica de Alexander consiste em permitir que sua coluna estenda-se lentamente para cima, até atingir sua posição ótima, eliminando a tensão do pescoço e erguendo a cabeça até que ela fique bem acima da coluna. Sempre que você se movimentar, a cabeça deve ir à frente, seguida pela coluna, e você deve deixar o corpo esticar-se até sua plena extensão no estado de equilíbrio. Quando isso acontece, a técnica ajuda a expandir os espaços no interior do corpo, incluindo aqueles dentro dos pulmões, vias nasais e trato gastrintestinal. Isso resulta em menor pressão e congestão. Todavia, o aprendizado de todos os detalhes da técnica requer treinamento especial.

Durante uma típica sessão da técnica de Alexander, a qual pode durar uma hora e meia, o terapeuta irá pedir que você se sente, fique de pé ou deite-se numa mesa (totalmente vestido). Ele então irá tocar sua cabeça, pescoço e coluna — sentindo qualquer tensão ou compressão muscular — e, em seguida, vai alinhar seu corpo, usando palavras e movimentos para ajudá-lo a encontrar sua postura correta e, assim, eliminar de suas articulações qualquer pressão indevida. Mais cedo ou mais tarde, com o passar do tempo, você vai aprender a sustentar e a movimentar o corpo de uma maneira nova e correta.

Atualmente, quinhentos professores praticam a técnica de Alexander nos Estados Unidos. Para filiar-se à associação profissional nacional — a North American Society of Teachers of the Alexander Technique (Sociedade de Professores da Técnica de Alexander na América do Norte) — um terapeuta deve ter tido pelo menos 1.600 horas de treinamento ao longo de um período de três anos.

Rolfing

Essa técnica, também chamada de integração estrutural, foi desenvolvida na década de 1970 por uma bioquímica chamada Ida Rolf, Ph.D. Segundo a doutora Rolf, a doença acontece quando o corpo perde o alinhamento apropriado em virtude de maus hábitos de postura e movimentação. Ao longo do tempo, a fáscia (o tecido conjuntivo que cobre músculos e órgãos) tem de fazer a compensação e estender-se para manter tudo em sua posição incorreta e, em última análise, dolorosa. Com o tempo, a fáscia torna-se mais rígida e sólida à medida que se formam escaras e cicatrizes.

Para fazer o corpo retornar à saúde e ao equilíbrio, a doutora Rolf sugeriu que o tecido conjuntivo profundo deve ser manipulado e, mediante tensão, colocado de volta no lugar. Quando a fáscia retorna à sua posição natural, os vasos sangüíneos, músculos e nervos que antes estavam fora de alinhamento voltam lentamente ao lugar. Por fim, o corpo seria refeito para adequar-se ao seu projeto original equilibrado, formando uma única linha vertical que desce da cabeça e dos ombros até as pernas. Quando isso ocorre, a respiração melhora, o corpo consegue relaxar-se de forma mais natural, os músculos e articulações trabalham mais facilmente e com maior força e a auto-estima é elevada.

O *rolfing*, como a técnica é chamada, não é indolor. Para estimular e realinhar o tecido conjuntivo profundo, o *rolfer* (terapeuta) tem de aplicar alguma força, enquanto massageia os tecidos. É provável que a sua primeira visita a um *rolfer* inclua o registro em fotografia de sua postura sentado e de pé. Você será inquirido a respeito do seu histórico médico, do seu estado emocional e de seus atuais sintomas alérgicos. Você então irá deitar-se numa mesa ou no chão (totalmente vestido ou apenas com a roupa de baixo) enquanto o *rolfer* trabalha o seu corpo usando os dedos, os nós das mãos ou os cotovelos para dar pancadinhas sobre suas articulações e músculos. O *rolfer* recebe treinamento no Rolf Institute, em Boulder, Colorado. O curso envolve sessões de treinamento de nove semanas, bem como uma série de cursos de educação contínua.

Equilíbrio Zero

O equilíbrio zero é uma técnica simples, mas eficiente, de manipulação do corpo, a qual foi desenvolvida por Fritz Frederick Smith, médico, e destina-se a equilibrar a energia e a estrutura do corpo. Embora fazendo uso de uma base científica ocidental, o equilíbrio zero introduz pontos de vista orientais acerca de energia e cura. A técnica funciona para produzir campos de energia mais limpos e fortes em torno do corpo, ajudando a eliminar tensões da mente e do corpo. Ela melhora significativamente a função física e mental, além de estimular sensações de bem-estar e otimismo no indivíduo que está recebendo tratamento.

Uma típica sessão de equilíbrio zero demora cerca de trinta minutos. Você vai ficar deitado sobre uma mesa, totalmente vestido, enquanto um terapeuta massageia e manipula as articulações e tecidos moles de seu corpo. O trabalho concentra-se nas mais fortes e profundas correntes de energia do seu corpo. Num nível, a sessão destina-se a melhorar a função corporal mediante o alívio da dor física e da tensão mental. Num nível mais amplo, em virtude da clareza do fluxo de energia que ele induz no corpo, o equilíbrio zero é particularmente valioso como uma ferramenta para ajudar as pessoas durante os períodos de *stress*, tais como um divórcio ou a ocorrência de morte na família. Como sabemos que os ataques de alergia podem ser exacerbados por um excesso de tensão, o equilíbrio zero é de grande utilidade no tratamento dos diversos tipos de alergia.

Algumas Precauções Gerais

Embora esses métodos de manipulação corporal e massagem sejam seguros para a maioria das pessoas, é importante que você siga algumas sugestões de caráter geral, antes de visitar algum tipo de massagista:

- Faça uma avaliação médica completa das suas alergias.
- As massagens talvez não sejam apropriadas para seu caso, se você tiver varizes, flebite ou outros tipos de problemas nos vasos sangüíneos. As massagens vigorosas podem impor um *stress* adicional sobre os vasos ou, até mesmo, provocar o desprendimento de um coágulo sangüíneo.
- Certifique-se de que o massagista ou terapeuta corporal que você escolheu esteja autorizado a exercer a profissão.

Você já teve a oportunidade de ler sobre nove diferentes métodos alternativos para o tratamento de suas alergias. No Capítulo 13 responderemos algumas das muitas perguntas que você talvez quisesse fazer a respeito do que foi aprendido até agora.

"Não negue o diagnóstico, mas desafie o veredicto."

Norman Cousins

Desenvolvimento de um Plano Alternativo

13

Agora você já teve a oportunidade de ler sobre as várias alternativas naturais à farmacoterapia que se encontram à sua disposição para ajudá-lo a lidar com as suas alergias e suas causas subjacentes. Todas essas opções têm uma meta em comum: conduzir o corpo a um estado natural de equilíbrio para que o seu sistema imunológico possa funcionar adequadamente e o restante de seu corpo consiga trabalhar em harmonia. Cada uma delas tenta ensinar o seu corpo a curar a si mesmo, contando apenas com a ajuda de substâncias naturais, do toque humano e do bom senso.

Existem algumas diferenças significativas de filosofia entre essas várias alternativas, e a escolha da alternativa mais adequada para você é uma decisão altamente pessoal e que pode envolver a investigação de várias opções diferentes antes de você se decidir por um determinado plano de tratamento. As idéias seguintes, a respeito de como e por que usar e escolher um método alternativo de tratamento de saúde poderão ajudá-lo a tomar algumas decisões acerca do seu próximo passo:

Use a medicina holística como um instrumento de prevenção. Nunca é cedo demais para certificar-se de que seu corpo está equilibrado por seguir uma abordagem holística de saúde, especialmente quando você tem de enfrentar uma doença crônica como a alergia. Quanto mais cedo você assumir o controle sobre sua saúde, maior a probabilidade de que você possa prevenir a ocorrência de futuras reações alérgicas e evitar o *stress* decorrente de sofrer de uma doença crônica — *stress* que pode perfeitamente desencadear ou, pelo menos, agravar suas alergias e o mal que elas podem fazer ao seu corpo em nível sistêmico.

Invista em alguma biblioterapia. Um nome estranho para o aprendizado pela leitura, a biblioterapia irá ajudá-lo a adquirir um entendimento mais completo das várias filosofias de saúde e doença, antes que você decida como gostaria de lidar com o seu problema de saúde. Na seção que trata da *Literatura*, você irá encontrar uma relação dos livros mais relevantes sobre alergias e medicina natural, dentre os quais você poderá fazer a sua escolha, caso resolva expandir os seus conhecimentos a respeito do seu problema.

Trabalhe com um médico ortodoxo que esteja disposto a explorar as opções junto com você. À medida que caminhamos em direção ao século XXI, a medicina está cada vez mais sendo forçada a incluir o que há de melhor nas opções ortodoxa e alternativa. Se o seu médico estiver disposto a aprender, mas não souber muita coisa acerca dessas opções, você pode compartilhar com ele os seus conhecimentos e este livro. Se você atualmente está sob os cuidados de um médico que não está aberto a outras filosofias e métodos, você talvez queira considerar a opção de escolher um outro médico que atenda melhor às suas necessidades.

Viva bem e em harmonia com o universo. Se mesmo depois de ter lido este livro você resolver não adotar uma forma alternativa de tratamento de saúde, ainda assim você deve tentar abrir seu coração e mente para o fluxo natural de energia, dentro e fora de seu corpo. Pense no modo como você vive a sua vida dia após dia: ela é de fato uma vida saudável? O alimento que você consome alimenta o seu espírito e o seu corpo, ou você acaba se sentindo empachado e de mau humor? Você consegue relaxar-se completamente ou sente-se sob constante pressão? Seus músculos, tendões e ossos são suficientemente fortes e elásticos ou você freqüentemente sente que eles estão rígidos, machucados e doloridos, depois de fazer o mais leve dos exercícios? Considere o modo como você se sente a cada dia e, se achar que poderia sentir-se melhor, esforce-se no sentido de fazer pequenas mudanças em seus hábitos cotidianos, mesmo se você resolver não adotar uma abordagem abrangente de medicina natural para as suas alergias.

Vou reservar o restante deste capítulo para responder a algumas das perguntas que costumam ser feitas pelos meus pacientes que sofrem de alergia; tratarei não apenas de problemas específicos, mas também das diversas opções de tratamento descritas neste livro. Espero que as respostas aqui apresentadas esclareçam algumas de suas próprias dúvidas e preocupações.

Alergias e Medicina Alternativa

P. Minhas alergias vêm e vão, mas quando elas vêm, são devastadoras. Tenho de tomar anti-histamínicos em grandes quantidades, tanto que o médico que está me acompanhando quer me prescrever corticosteróides. Existem terapias alternativas que me permitam deixar de tomar esses remédios?

R. Todas as formas de medicina alternativa têm pelo menos uma meta em comum: permitir que o corpo retorne ao seu estado natural de equilíbrio e saúde. Medicamentos como anti-histamínicos e corticosteróides, por outro lado, aliviam os sintomas sem resolver o problema subjacente, que é o desarranjo do sistema imunológico. Você terá muito a ganhar se começar a buscar outras opções, incluindo tentar descobrir o que exatamente está causando as suas alergias, em que medida você poderá evitar os alérgenos e de que modo a alimentação e outros fatores relativos ao seu modo de vida poderão estar influenciando sua saúde. Além disso, tanto a homeopatia como a fitoterapia oferecem remédios mais naturais para aliviar sintomas como dificuldades respiratórias, inflamações e erupções cutâneas e problemas gastrintestinais. Conquanto você ocasionalmente talvez ainda necessite de medicamentos convencionais, é de esperar que você consiga reduzir tanto a quantidade quanto a freqüência de uso desses medicamentos.

P. Estou muito interessado em descobrir uma alternativa saudável aos medicamentos e cirurgia para a minha asma e para a dermatite a ela relacionada. Estou particularmente interessado na medicina ayurvédica, mas nunca fui uma pessoa religiosa e sinto-me pouco à vontade com a ênfase que essa modalidade de tratamento dá a uma força espiritual que contribui para a cura.

R. A espiritualidade é uma crença de que estamos ligados e dependemos de algo que está fora de nós mesmos, quer isso seja a natureza, as outras pessoas ou o desconhecido. É importante distinguir isso da religião, que é um sistema de crenças específico que define e explica essa conexão. Embora os sistemas de crença orientais sejam derivados de crenças filosóficas e religiosas, é perfeitamente possível auferir benefícios com esses sistemas sem subscrever diretamente a filosofia. O importante é a crença de que você tem o poder e o controle sobre a sua saúde e seu futuro e que você pode fazer isso modificando o mundo exterior (evitando as toxinas o máximo possível, mudando sua alimentação, exercitando-se e evitando situações estressantes) e o mundo interno (deixando de apegar-se a emoções negativas, aprendendo a relaxar, a amar, a brincar e estimulando a esperança e os pensamentos positivos). Por esse processo, você talvez possa descobrir uma nova maneira de aplicar a espiritualidade à sua vida.

Uma Visão Geral dos Aspectos Médicos

P. Minha mãe teve artrite reumatóide e agora sofre com as alergias. Existe alguma correlação entre esses problemas? Devo me preocupar com os meus filhos?

R. Existem algumas evidências de que os problemas do sistema imunológico (como a artrite reumatóide e as alergias) são hereditários e estão relacionados entre si. Conforme discutimos no Capítulo 2, ainda existem muitas coisas desconhecidas acerca do sistema imunológico e do modo como ele funciona. É possível que um defeito hereditário nesse sistema deixe você vulnerável às alergias e que você tenha transmitido uma vulnerabilidade semelhante aos seus filhos. Agora é o momento de começar a resolver os seus problemas, descobrindo o que exatamente causa os seus sintomas e aprendendo maneiras de impedir que isso aconteça. Você também deve começar a prestar atenção no comportamento emocional e intelectual de seus filhos, bem como na sua saúde física, caso eles venham a apresentar alergias que causem problemas diferentes — e, talvez, mais sutis.

P. Estou trabalhando como costureira há cerca de oito meses. Adoro o meu trabalho, mas tenho sofrido de algumas erupções cutâneas nas mãos e até mesmo nos ombros. Tenho obtido algum alívio com o uso de um creme à base de hidrocortisona, mas as erupções sempre voltam. É possível que eu seja alérgica a alguma coisa com a qual entro em contato em meu trabalho?

DICA PARA ALÉRGICOS

Se você é sensível ou alérgico a substâncias químicas encontradas em produtos para limpeza, jogue fora todas as garrafas, caixas e latas dos produtos que contenham as substâncias químicas que causam seus sintomas. Uma vez abertas, é impossível fechá-las tão bem a ponto de impedi-las de poluir o ar. Livre-se de qualquer produto em cujo rótulo esteja o aviso de que ele somente deve ser usado em ambiente bem ventilado. Experimente usar bicarbonato de sódio em vez de limpadores para cozinha e banheiro e uma solução de água e vinagre para limpar vidros.

R. É bem possível. Várias substâncias poderiam desencadear uma reação alérgica. Poderia ser o próprio tecido; a lã, em especial, é conhecida por causar reações alérgicas em muitas pessoas. Ou, então, poderia ser algum tipo de amaciante de tecido ou outra substância química usada para tratar o material. Sua melhor atitude — longe de se demitir do emprego — seria tentar identificar a substância que está causando o problema e, se possível, evitá-la. Talvez você pudesse trabalhar apenas no corte e costura de peças de algodão e seda, por exemplo, caso a lã e as substâncias sintéticas sejam problemáticas para você. Todavia, se lhe parecer que os seus problemas se devem a alguma substância química usada no processamento do tecido, e você não tiver nenhum meio de influenciar o fabricante, você talvez precise usar luvas no trabalho para evitar contato com essa substância.

P. E quanto aos remédios para alergia vendidos sem receita médica? Eles funcionam?

R. Os medicamentos artificiais, também chamados fármacos, não são necessariamente "ruins para você"; de fato, em determinadas circunstâncias, alguns medicamentos são uma verdadeira salvação. Os autodenominados "remédios para alergia", vendidos sem receita médica, são simplesmente versões menos potentes de anti-histamínicos, descongestionantes e cremes corticosteróides vendidos sob prescrição médica. Eles podem ou não ser eficazes para aliviar os seus sintomas específicos de alergia. Na verdade, a longo prazo, eles podem servir apenas para aumentar a sua suscetibilidade às alergias por meio de um efeito rebote. Devemos nos lembrar de que todos os fármacos — vendidos livremente ou sob prescrição médica — geralmente se concentram em aliviar os sintomas e não em resolver o problema subjacente. Eles também tendem a assumir o controle das funções do corpo, em vez de ajudá-lo a trabalhar adequadamente por si próprio. Por fim, os remédios muitas vezes produzem efeitos colaterais desagradáveis que, em essência, apenas agravam o estado de desequilíbrio que inicialmente levou à ocorrência dos sintomas. A escolha de abordagens mais naturais — como medidas de alteração do regime alimentar, exercícios e remédios fitoterápicos que buscam restaurar o funcionamento adequado do corpo com um mínimo de efeitos colaterais — freqüentemente é uma alternativa muito mais segura.

A Escolha de uma Alternativa

P. Quero tratar minhas alergias com um homeopata. Meu médico ortodoxo, que admite ser capaz de oferecer-me poucas soluções, opõe-se enfaticamente. O que devo fazer?

R. Essa é uma questão delicada e para a qual não existe nenhuma resposta fácil. Muitos médicos ortodoxos altamente qualificados e que gozam de boa reputação encontram dificuldade para aceitar os princípios da homeopatia e de outras formas de cuidados alternativos de saúde porque muitos deles não foram "demonstrados" de acordo com os rígidos critérios ortodoxos. Todavia, à medida que aumentam o número de estudos confirmando que a medicina ortodoxa tem poucas soluções a oferecer para problemas crônicos como as alergias, se é que chega a fazê-lo, cresce o número de médicos ortodoxos que mostram-se dispostos a explorar novas opções junto com os seus pacientes. Se o seu médico se recusar, eu então poderia sugerir que você encontrasse um novo médico ortodoxo que esteja mais disposto a explorar outras opções de tratamento junto com você.

P. Minha filha sofre de ataques de asma alérgica. Por três vezes tivemos de levá-la correndo para o hospital no ano passado, porque ela não estava conseguindo respirar. No íntimo eu sei que, se hoje ela está viva, isso se deve aos cuidados médicos de alta tecnologia que ela recebeu no hospital, depois desses acontecimentos. Entretanto, sei também que os remédios que ela está tomando podem não fazer bem para o seu corpo, a longo prazo, e gostaria de explorar outras abordagens mais naturais para lidar com esses problemas. O que devo fazer?

R. Não há dúvida de que a tecnologia moderna salva vidas e pode ajudar um paciente durante uma crise aguda. Todavia, a eficácia da medicina moderna tem seus limites, incluindo o seu típico descaso com a prevenção e sua freqüente incapacidade para atuar sobre as causas de problemas crônicos e relacionados com o modo de vida da pessoa, como é o caso das alergias. Felizmente, estamos vivendo em uma época em que a medicina de alta tecnologia e sua equivalente holística estão aprendendo a cooperar uma com a outra. A osteopatia é um exemplo particularmente bom. Os osteopatas são médicos formados, com acesso e com afinidade pelas técnicas da medicina ortodoxa. Muitos quiropráticos, acupunturistas e outros terapeutas alternativos também são formados em medicina, têm relacionamentos de trabalho com médicos ortodoxos e instalações para assistência à saúde. Enquanto estiver explorando as opções holísticas, portanto, você ainda terá acesso às terapias e diagnósticos salvadores que sentir serem úteis para seu caso.

Compreendendo as Alergias Causadas por Alimentos e as Influências da Dieta

P. Consumo grande quantidade de refrigerante *diet* e alimentos congelados. Tenho muitas dores de cabeça e de estômago. Existe a possibilidade de que seja alérgico a conservantes e aditivos contidos nesses alimentos?

R. Com certeza. Essas substâncias, assim como quaisquer outras, podem causar reações alérgicas e freqüentemente são ignoradas pelos médicos e pelas pessoas que sofrem de alergia quando se trata de elaborar uma lista dos possíveis suspeitos de serem os causadores das alergias. Mesmo se você não for diretamente alérgico a um aditivo ou conservante específico, quanto mais dessas substâncias você ingerir mais você sobrecarrega o seu sistema imunológico, deixando o seu corpo vulnerável a todos os tipos de alergias e sensibilidades adicionais. Em termos gerais, por conseguinte, você deveria procurar eliminar ou, pelo menos, reduzir drasticamente o seu consumo diário dessas substâncias.

P. Minha nutricionista acha que eu sofro da síndrome do "intestino permeável"? O que é isso, qual é a sua causa e o que isso tem que ver com minhas alergias?

R. A síndrome do intestino permeável é uma condição na qual seu trato digestivo é mais permeável do que deveria ser. Em outras palavras, ele deixa que partículas de alimento parcialmente digeridas atravessem a parede do trato intestinal. Uma vez no sangue, essas partículas desencadeiam uma reação alérgica a essa substância em particular ou fazem com que o sistema imunológico fique excessivamente estimulado de maneira geral, deixando o corpo mais suscetível a alergias de todos os tipos. Entre as causas dessa síndrome estão o consumo de álcool, o uso de medicamentos antiinflamatórios não-esteroidais, infecções virais ou bacterianas, deficiências vitamínicas ou minerais e candidíase.

P. É possível curar alergias apenas pela alimentação?

R. Para trazer o seu corpo de volta a um estado de equilíbrio é preciso não apenas corrigir os excessos ou deficiências alimentares como também examinar o seu estado emocional e espiritual e esforçar-se por alcançar a paz interior. É por esse motivo que a abordagem holística é uma boa escolha para muitas pessoas que sofrem de alergias.

Acupuntura e Medicina Chinesa

P. Morro de medo de agulhas, mas estou pronto para experimentar qualquer coisa para obter o alívio das minhas alergias. Meu irmão vai a um médico tradicional chinês no qual ele confia. Devo deixar de lado os meus temores e fazer o mesmo?

R. Antes de optar pela acupuntura, converse com o terapeuta chinês acerca do seu medo de agulhas. Existem muitas opções dentro da medicina tradicional chinesa — incluindo acupressura, massagens, fitoterapia e medidas dietéticas — que você poderia considerar.

P. Tenho ido a um acupunturista que usa muitas agulhas e deixa-as espetadas por um longo tempo. Um amigo meu vai a outro acupunturista que usa pouquíssimas agulhas e simplesmente as introduz e logo as retira. Qual é a diferença?

R. Existem vários sistemas diferentes de acupuntura sendo praticados nos Estados Unidos, dependendo do treinamento recebido pelo acupunturista. O estilo chinês, que você experimentou, tende a usar várias agulhas que são mantidas no lugar. O estilo japonês usa uma estimulação mais suave e menor número de agulhas, e o estilo francês, o preferido por muitos médicos-acupunturistas, é intermediário entre os dois anteriores. O estilo inglês dos Cinco Elementos tende a concentrar-se no relacionamento das emoções com os sintomas, enquanto alguns outros tendem a focalizar sintomas físicos específicos. É melhor discutir o sistema com o acupunturista, antes ou durante a primeira entrevista.

P. Eu gostaria de experimentar a acupuntura, mas estou preocupado com a AIDS. As agulhas de acupuntura são perigosas?

R. Nesta era da preocupação com a AIDS, é muito provável que o seu acupunturista esteja usando agulhas de acupuntura descartáveis. Além disso, todos os acupunturistas licenciados têm de fazer cursos de limpeza de agulhas como parte dos pré-requisitos para a concessão da licença. Mesmo assim, se você estiver pensando em contratar os serviços de um acupunturista, é importante perguntar-lhe se ele usa agulhas descartáveis.

Medicina da Índia

P. A medicina ayurvédica parece muito elaborada e complexa. O quanto eu tenho de entender antes de poder começar a obter alívio para os meus sintomas de alergia?

R. Aprender a conhecer o seu corpo a partir de uma perspectiva ayurvédica é um processo que demora muito tempo para completar-se — na verdade, toda uma vida. Um terapeuta ayurvédico irá orientá-lo usando esse processo, ao mesmo tempo que lhe proporcionará informações práticas sobre alimentação adequada, exercícios físicos, fitoterapia e técnicas de meditação. Se você seguir esse conselho, irá perceber mudanças positivas no seu estado de saúde com relativa rapidez, provavelmente num período de semanas, dependendo do seu problema.

P. Não tenho muito tempo durante o dia para fazer exercícios e meditar. Posso fazer as duas coisas ao mesmo tempo com a yoga?

R. Sim. A yoga é usada simultaneamente como uma forma de exercício e um método de obtenção de um estado mais elevado de consciência por meio da respiração adequada e da meditação. A beleza dos exercícios de yoga está em sua capacidade de trazer o corpo para um estado de equilíbrio por meio de tranqüilos e poderosos alongamentos e de levar o espírito para um estado de maior relaxamento, focalizando a atenção nos movimentos respiratórios e, às vezes, usando a visualização criativa.

A Fitoterapia em Ação

P. Estou interessado em tratar minhas alergias com ervas. Entretanto, também tomo medicamentos para úlcera. As ervas podem interferir com os medicamentos que estou tomando?

R. As ervas *são* medicamentos, e se o seu médico e seu fitoterapeuta não trabalharem juntos — ou, pelo menos, se cada um não estiver pelo menos ciente do tratamento que o outro está prescrevendo — você pode de fato ter problemas com o plano de tratamento. Cabe a você fornecer aos profissionais que supervisionam seu tratamento uma lista de todos os remédios que você estiver tomando.

P. A aromaterapia é usada apenas para relaxamento ou as ervas a partir das quais os óleos são obtidos também produzem efeitos físicos?

R. Antes de mais nada, é importante você perceber que o relaxamento é físico. Lembre-se de que a cada dia estão surgindo mais evidências de que as emoções e seus efeitos estão presentes em todas as células do corpo, especialmente naquelas do sistema imunológico. Quanto mais equilibrado e sintonizado você se sentir, mais equilibrado e saudável estará o seu sistema imunológico. Em segundo lugar, existem algumas evidências de que partículas terapêuticas das plantas originais entram no corpo através da pele e das vias nasais, e atuam internamente da mesma forma como uma dose oral de remédio fitoterápico iria funcionar. O eucalipto é um bom exemplo desse princípio: a inalação da essência de eucalipto atua diretamente no sentido de abrir as vias nasais e a árvore brônquica.

P. Sou alérgico à penicilina e a uma variedade de antibióticos. É possível que eu também seja alérgico a remédios fitoterápicos?

R. Sim, e você não deve esquecer-se de informar ao seu fitoterapeuta acerca de toda e qualquer alergia e sensibilidade a medicamentos que você tiver. Essa informação irá ajudá-lo a proporcionar-lhe um remédio fitoterápico seguro e eficaz.

Manipulação do Crânio e da Coluna Vertebral

P. A manipulação da espinha dorsal, com toda a pressão e estalos envolvidos, pode acabar me machucando, em vez de me ajudar?

R. Quando realizada por um profissional treinado, a manipulação da espinha dorsal não irá prejudicar suas articulações e músculos. Na verdade, a idéia é trazer a coluna e outras articulações de volta ao seu estado de correto alinhamento e, assim, aliviar tanto as dores que ocorrem quando o seu corpo está numa posição incorreta como resolver os problemas de saúde decorrentes desse desalinhamento.

P. Estou visitando um quiroprático para ajudar a aliviar a minha asma. Para ser franco, não sei se isso está ajudando a minha asma, mas minha pressão arterial, que costumava estar alta, agora está normal. Poderia haver uma ligação entre as duas coisas?

R. Perfeitamente. Dependendo da parte da espinha em que o seu quiroprático trabalha para melhorar seus sintomas, a terapia pode ter ajudado a reduzir a pressão arterial de duas maneiras. Se o seu quiroprático concentrou-se na região do pescoço, é provável que ele tenha ajudado a equilibrar as atividades dos sistemas nervosos simpático e parassimpático e seus efeitos sobre a função cardíaca e sobre os vasos sangüíneos. A região dorsal, por outro lado, está relacionada à função renal. Se o seu quiroprático tiver trabalhado nessa área, é provável que os seus rins estejam produzindo mais urina ou que as glândulas adrenais, situadas acima dos rins, estejam produzindo um hormônio que ajuda a baixar a pressão arterial.

P. Que tipo de treinamento um quiroprático costuma receber?

R. Para ser um quiroprático licenciado, a pessoa estuda numa faculdade de quiroprática por um mínimo de quatro anos. O treinamento inclui todas as ciências básicas e habilidades diagnósticas ensinadas a um estudante de medicina, mas não inclui o estudo de cirurgia e farmacologia. Alguns quiropráticos também aprendem os fundamentos da nutrição.

Homeopatia e Alergias

P. Visitei um homeopata pela primeira vez na semana passada. Depois de fazer-me muitas perguntas sobre minha alimentação e problemas de saúde, ele resolveu tratar minhas alergias com *Rhus tox*. Sei que esse medicamento vem do sumagre venenoso, e eu sou muito alérgico a essa planta. Esse remédio é perigoso para mim?

R. A quantidade de substância tóxica na solução homeopática é extremamente reduzida e, portanto, é improvável que ela provoque uma reação alérgica séria. Todavia, você deve certificar-se de que o seu homeopata está ciente de sua alergia e irá ficar atento aos seus sintomas e aos efeitos colaterais do medicamento.

P. Não sei ao certo como a homeopatia funciona, e o que eu sei faz com que eu tenha dúvidas a respeito de sua eficácia; entretanto, tenho amigos que põem a mão no fogo por ela. Para que uma terapia funcione é preciso que eu acredite nela?

R. Ter fé de que o tratamento poderá funcionar é certamente útil, mas você não precisa compreender inteiramente a homeopatia para colher seus benefícios. Na verdade, muitos homeopatas não sabem ao certo como uma substância que passou por tantas diluições ainda conserva o poder de curar. Não obstante, milhões de pessoas em todo o mundo encontram na homeopatia o alívio para uma variedade de males e talvez você também possa fazer o mesmo.

Meditação: O Restabelecimento do Equilíbrio Interior

P. Tenho um emprego estressante na área de venda de computadores e costumo trabalhar dez horas ao dia e durante a maioria dos fins de semana. Desde que comecei nesse emprego, meus ataques de asma — que costumavam ocorrer apenas esporadicamente, e com intensidade moderada — têm sido mais freqüentes e têm apresentado maior gravidade. Meu novo trabalho está relacionado com o agravamento dos meus problemas de asma? Existe algo que eu possa fazer para ficar mais relaxado?

R. Não digo que você deva mudar de profissão, mas você talvez queira fazer alguns ajustes, especialmente naquelas ocasiões em que os ataques de asma parecem ser particularmente problemáticos. Existe alguma maneira de sentar-se um pouquinho, nem que sejam uns 10 minutos a cada hora? Converse com o seu médico e, depois, com o seu chefe para verificar de que modo você pode fazer seu trabalho sem esgotar sua energia, prejudicando a saúde.

P. Sei que isso pode parecer estranho, mas, sempre que tento relaxar, fico ainda mais nervoso e ansioso. E quando fico ansioso, começo a sentir coceira e surge o que parece ser um caso de urticária — que estou tentando controlar pela meditação e pelo relaxamento. Creio que estou preso num círculo vicioso. Como posso relaxar se o relaxamento me deixa nervoso? Existe uma solução?

P. Examine o modo como você está tentando relaxar. Embora tenhamos a tendência para relacionar inatividade com relaxamento, muitas pessoas descobrem que as atividades que estimulam a mente e o corpo —

como fazer exercícios ou ocupar-se com um *hobby* — são mais úteis para aliviar o *stress* do que as atividades sedentárias e passivas, como assistir à televisão ou tentar forçar-se a tirar uma soneca. Ao mesmo tempo, é importante para sua saúde geral e para suas alergias procurar com regularidade acalmar e reduzir o ritmo de sua mente. Uma técnica de meditação, como a visualização criativa, que utiliza de fato a imaginação, talvez lhe permita tanto relaxar como entrar em contato mais íntimo com aquilo que, antes de mais nada, faz com que você seja uma pessoa tensa e agitada.

P. Todas as noites, depois que chego em casa, passo cinco a dez minutos tomando nota de tudo o que tenho de fazer no dia seguinte e de todas as coisas que estão me incomodando. Acho que isso me ajuda a relaxar, mas minha esposa afirma que isso só serve para fazer meus problemas parecerem maiores do que realmente são. Quem está certo?

R. Muito provavelmente, você está. Um estudo feito na Pensilvania State University mostrou que as pessoas podem reduzir seus níveis de ansiedade estabelecendo um "período de preocupação" a cada dia. Se começam a pensar em seus problemas ou em tarefas futuras em outros momentos do dia, elas se obrigam a deixar isso para o referido horário. A organização proporcionada por esse sistema deu às pessoas uma sensação de controle que as ajudou a se acalmarem. Eu diria que você está no caminho certo.

Exercícios para a Saúde e Condicionamento Físico

P. As alergias de meu filho estão relacionadas com aquilo que o médico chama de "asma induzida por exercícios". Isso significa que ele não deve praticar esportes?

R. O exercício é um dos desencadeadores mais comuns de ataques de asma em crianças e adultos jovens. Na verdade, mais de 80% das pessoas com asma apresentam chiados ou tosse quando fazem exercícios ou experimentam algum grau de peso no peito. Se você está tentando resolver os problemas de seu filho com remédios naturais, cujos efeitos tendem a ser mais lentos que os da medicina ortodoxa, seu filho talvez precise reduzir as atividades físicas — pelo menos até que o seu problema seja aliviado. No entanto, você talvez queira considerar a possibilidade de colocá-lo sob o uso de medicamentos ortodoxos apenas naqueles dias em que ele participa de atividades físicas vigorosas. Para muitas crianças, o cromoglicato de sódio, usado meia hora antes do exercício, permite que eles joguem uma partida de futebol americano, futebol ou algum outro esporte sem passar mal. Converse com o médico ou terapeuta alternativo que cuida de seu filho para obter mais sugestões.

P. Sei que eu deveria incorporar à minha vida a prática regular de exercícios, mas tenho hipertensão arterial e alergias alimentares. Devo ou não praticar exercícios?

R. Você deve obter a permissão de seu médico, antes de iniciar um programa de exercício. Se a pressão arterial estiver demasiado alta, ele poderá recomendar que você faça exercícios muito suaves por períodos de tempo relativamente curtos — como, por exemplo, caminhar em passo lento por dez minutos ou nadar por meia hora, três vezes por semana — pelo menos até que você desenvolva alguma resistência cardiovascular e muscular. Ele provavelmente vai recomendar que você faça um eletrocardiograma de esforço para avaliar a capacidade do seu coração.

Toque Curativo: Manipulação do Corpo e Massagem

P. Para minha grande surpresa, senti-me muito mais relaxado — e muito menos propenso a sofrer um ataque de alergia — quando um terapeuta massageou os meus pés do que quando ele se concentrou nas minhas costas ou, mesmo, no meu rosto ou na região dos seios da face. Qual é a relação entre as duas coisas?

R. Parece-me que o seu terapeuta está familiarizado com o conceito de "pontos de gatilho" ou bolsões de tecido lesado em uma parte do corpo que podem causar dor ou disfunção num outro local. Lembre-se de que o corpo trabalha como uma unidade e que, sempre que uma parte estiver machucada ou desequilibrada, uma outra parte poderá também ser afetada. Ao massagear seus pés, o terapeuta está ajudando a curar o tecido lesado ou a ajustar uma musculatura desarranjada, fazendo desse modo o seu corpo voltar ao seu estado natural de saúde e harmonia.

No próximo capítulo nós lhe indicaremos alguns livros que você poderá utilizar em sua busca por uma abordagem mais segura, eficaz e duradoura para obter alívio para as suas alergias e trazer todo o seu corpo e espírito para um estado de maior equilíbrio.

Leitura Recomendada

A seguir, nós lhe apresentamos uma breve bibliografia, relacionando alguns dos muitos livros que você pode ler para aprofundar seu interesse e conhecimento acerca da medicina alternativa.

Acupuntura/Medicina Chinesa

Beinfeld, Harriet e Korngold, Efrem. *Between Heaven and Earth: Guide to Chinese Medicine*. Nova York: Ballantine Books, 1991.

Kaptchuk, Ted. *The Web That Has No Weaver: Understanding Chinese Medicine*. Nova York: Congdon and Weed, 1992.

Reid, Daniel. *The Complete Book of Chinese Health and Healing*. Boston: Shambala, 1994.

Alergias

McLain, Gary, Ph.D. *The Natural Way of Healing Asthma and Allergies*. Nova York: Dell, 1995.

Null, Gary, Ph.D. *No More Allergies*. Nova York, Villard Books, 1992.

Philpott, William H., médico. *Brain Allergies: The Psychonutrient Connection*. New Canaan, CT: Keats Publishing, 1980.

Randolph, Theron, e Moss, Ralph, médicos. *An Alternative Approach to Allergies*. Nova York: Harper-Perennial, 1990.

Aromaterapia

Hymann, Daniele. *Aromatherapy: The Complete Guide to Plant and Flower Essences*. Nova York: Bantan Books, 1991.

Lavabre, Marcel. *Aromatherapy Workbook*. Rochester, VT: Healing Arts Press, 1990.

Rose, Jeanne. *The Aromatherapy Book*. Berkeley, CA: North Atlantic Books, 1992.

Medicina Ayurvédica

Chopra, Deepak, médico. *Ageless Body, Timeless Mind*. Nova York: Harmony Books, 1993. *Perfect Health*, 1991. *Quantum Healing*, 1990.

Frawley, David, O.M.D. *Ayurvedic Healing*. Salt Lake City: Morson Publishing, 1990.

Lad, Vasant. Ayurveda: *The Science of Self-Healing*. Santa Fé: Lotus Press, 1988.

Biofeedback

Danskin, David G., e Crow, Mark. *Biofeedback: An Introduction and Guide*. Palo Alto, CA: Mayfield Publishing Co., 1981.

Manipulação Corporal e Massagem

Benjamin, Ben E., Ph.D., e Borden, Gale, médico. *Listen to Your Pain*. Nova York: Penguin Books, 1984.

Smith, Fritz. *Inner Bridges*. Atlanta: Humanics, Ltd., 1994.

Quiroprática e Osteopatia

Coplan-Griffiths, Michael. *Dynamic Chiropractic Today: The Complete and Authoritative Guide to This Major Therapy*. San Francisco: Harper Collins, 1991.

Palmer, Daniel David. *The Chiropractor's Adjuster*. Davenport, IA: Palmer College Press, 1992.

Dieta e Nutrição

Braverman, Eric R., e Pfeiffer, Carl C., médicos. *The Healing Nutrients Within*. New Canaan, CT: Keats Publishing Inc., 1987.

Hass, Elson M., médico. *Staying Healthy with Nutrition*. Berkeley, CA: Celestial Arts Publishing, 1992.

Fitoterapia

Castleman, Michael. *The Healing Herbs*. Emmaus, PA: Rodale Press, 1991.

Hoffman, David. *The Herbal Handbook*. Rochester, VT: Healing Arts Press, 1987.

Homeopatia

Cummings, Stephen, médico. *Everybody's Guide to Homeopathic Medicines*. Los Angeles: Jeremy P. Tarcher, Inc., 1991.

Lockie, Andrew. *The Family Guide to Homeopathy*. Nova York: Prentice Hall Press, 1993.

Ullman, Dana. *Discovering Homeopathy: Medicine for the 21st Century*. North Atlantic Books, 1991.

Meditação e Medicina Mente/Corpo

Benson, Herbert. *The Relaxation Response*. Nova York: Outlet Books, Inc., 1993.

Borysenko, Joan. *Mending the Body, Mending the Mind*. Nova York: Bantam Books, 1988.

Locke, Steven, e Colligan, Douglas. *The Healer Within*. Nova York: Mentor, 1986.

Moyers, Bill. *Healing and the Mind*. Nova York: Doubleday, 1993.

Yoga

Hewitt, James. *The Complete Yoga Book*. Nova York: Schocken Books, 1977.

Medicina Alternativa/Leitura Geral

Goldberg Group (350 médicos). *Alternative Medicine: The Definitive Guide*. Puyallap, WA: Future Medicine Publishing, Inc., 1993.

Micozzi, Marc. *Fundamentals of Complementary and Alternative Medicine*. Reino Unido: Churchill Livingstone, 1996.

Monte, Tom, e redatores de "EastWest Natural Health." *WorldMedicine: The EastWest Guide to Healing Your Body*. Nova York: Tarcher/Perigree, 1993.

Murray, Michael, e Pizzorno, Joseph. *Encyclopedia of Natural Medicine*. Rocklin, CA: Prima Publishing, 1991.

Glossário

Acupressura: Arte de cura baseada nos princípios da medicina chinesa e na qual a pressão de um dedo é aplicada a pontos sensíveis específicos.

Acupuntura: Técnica usada na medicina chinesa, envolvendo a inserção de pequenas agulhas sob a pele para ativar o fluxo de energia no interior do corpo.

Amplitude de movimento: A amplitude normal de movimentos para cada articulação, usada para medir a gravidade da artrite; um termo usado para descrever certos exercícios.

Anticorpos: Substâncias protéicas produzidas pelas células do sistema imunológico que interagem e destroem células ou microrganismos percebidos como estranhos ao corpo.

Antígenos: Substâncias externas percebidas como tal pelo corpo; induzem a produção de anticorpos.

Antiinflamatório: Medicamento para reduzir inchaço, inflamação e dor. Alguns antiinflamatórios comuns são o Feldene (piroxicam), Motrin (ibuprofeno) e Voltaren (diclofenaco sódico).

Biofeedback: Terapia de modificação do comportamento em que os pacientes são ensinados a controlar funções corporais — como a pressão arterial, por exemplo — por meio do esforço consciente.

Canais: Também chamados meridianos; na medicina tradicional chinesa, os caminhos invisíveis do Qi na superfície e no interior do corpo.

Carboidratos: Compostos orgânicos de carbono, hidrogênio e oxigênio, que incluem os amidos, celulose e açúcares e constituem importante fonte de energia. Todos os carboidratos acabam sendo quebrados pelo corpo e transformados em glicose, um açúcar simples.

Condição de excesso: Na medicina tradicional chinesa, uma condição em que o Qi, o sangue ou fluidos do corpo estão desordenados e acumulam-se em canais ou em alguma outra parte do corpo.

Condição deficiente: Na medicina tradicional chinesa, um distúrbio resultante da incapacidade de o corpo manter o equilíbrio.

Corticosteróides: Hormônios produzidos pelo córtex das glândulas adrenais; versões farmacológicas desses hormônios são usadas para tratar inflamações.

Desintoxicação: No ayurveda, o processo de remover toxinas do corpo.

Doença auto-imunológica: Doença em que o sistema imunológico produz anticorpos contra as células do próprio corpo, destruindo tecidos saudáveis.

Doshas: Na medicina ayurvédica, os três tipos básicos de humores biológicos que determinam a constituição de um indivíduo.

Endorfinas: Substâncias naturais produzidas pelo corpo e que funcionam como analgésicos naturais.

Epinefrina: Também chamada adrenalina. Um hormônio secretado pelas glândulas adrenais e que aumenta a freqüência cardíaca e promove constrição dos vasos sangüíneos.

Estagnação do qi: Qualquer bloqueio de energia no corpo que interrompe suas funções naturais ou o processo de cura.

Exercício aeróbico: Exercício físico que recorre ao oxigênio para a produção de energia.

Exercício anaeróbico: Exercício que recorre às reservas de energia dos próprios músculos e não requer oxigênio, como levantamento de peso e exercícios isométricos.

Exercício isométrico: Exercício em que a pressão é exercida contra um objeto inamovível, promovendo, assim, o desenvolvimento muscular enquanto as articulações permanecem estacionárias.

Fator de risco: Condição ou comportamento que aumenta a probabilidade de um indivíduo desenvolver uma doença ou sofrer uma lesão.

Força vital: Na homeopatia, a energia intangível que anima todas as criaturas vivas e medeia suas respostas físicas, emocionais e intelectuais aos estressores externos.

Holístico: Relativo ao corpo como um todo; o tratamento holístico da saúde leva em conta todas as partes do corpo para trazer o ambiente interno a um estado de equilíbrio.

Inclinação pélvica: Posição do corpo em que os músculos abdominais estão contraídos e as nádegas contraídas e posicionadas sob a coluna.

Inflamação: Uma reação a ferimentos ou a infecções, resultando em vermelhidão, calor, inchaço, dor e perda de função da região afetada.

Jinglo: Termo chinês para canais ou meridianos, a rede de caminhos invisíveis do Qi pelo corpo.

Lei dos semelhantes: O princípio do "semelhante cura semelhante", o qual constitui a base da homeopatia; o remédio adequado para a doença de um paciente é aquela substância capaz de produzir, numa pessoa saudável, sintomas semelhantes àqueles de que o paciente sofre.

Manipulação: Técnica usada na terapia quiroprática para ajustar a coluna, as articulações e outros tecidos.

Medicina chinesa: Filosofia e metodologia de saúde e medicina desenvolvida na antiga China.

Medicina complementar: Nome usado para descrever o campo da medicina que inclui acupuntura, nutrição, homeopatia e outras alternativas à medicina ortodoxa.

Meridiano: Na medicina tradicional chinesa, um dos quatorze canais do corpo através dos quais corre a energia conhecida como Qi.

Mobilização: Técnica de terapia quiroprática que aumenta suavemente a amplitude de movimento de uma articulação.

Moxa: Folhas secas de artemísia usadas na medicina chinesa tradicional; são colocadas na extremidade das agulhas e, então, acesas e mantidas perto de um ponto de acupuntura para aquecê-lo e tonificá-lo.

Músculos: Tecidos que sustentam as articulações e outros órgãos, permitindo que o corpo se mova.

Neurotransmissores: Substâncias que transmitem mensagens para, a partir e dentro do cérebro e de outros tecidos do corpo.

Norepinefrina: Hormônio secretado pela glândula adrenal como parte da "resposta de luta-ou-fuga", aumentando a pressão arterial e estimulando a contração muscular.

Obesidade: Condição em que um excesso de gordura acumulou-se no corpo; em geral considera-se que ela está presente quando a pessoa tem um peso 20% maior do que o recomendado para sua altura e idade.

Óleo essencial: Essência aromática pura e concentrada extraída de vegetais.

Órgãos yang: Na medicina chinesa, os órgãos *yang* são os órgãos ocos ou superficiais, como o intestino, estômago, vesícula biliar e bexiga urinária.

Órgãos yin: Na medicina chinesa, os órgãos *yin* são aqueles órgãos internos densos, como o coração, baço, fígado, pulmões e rins.

Osteopatia: Ramo da medicina ocidental que se concentra basicamente na manipulação do sistema músculo-esquelético ao mesmo tempo que adota uma abordagem holística em relação à saúde.

Palpação: Exame físico do corpo usando as mãos para sentir anormalidades.

Pitta: Um dosha ayurvédico.

Pontos de acupuntura: Pontos do corpo usados na acupuntura e que correspondem a órgãos específicos.

Potência: A diluição dos remédios homeopáticos aumenta sua eficácia, conferindo-lhes seu valor terapêutico ou potência.

Qi: Na medicina tradicional chinesa, a força vital ou energia do corpo e do universo que circula pelos canais do corpo.

Quadríceps: Os músculos localizados na porção anterior da coxa.

Remédio homeopático: Um remédio que produz sintomas semelhantes àqueles da doença e estimula no paciente uma reação que conduz à cura.

Resposta de luta-ou-fuga: A resposta do corpo ao *stress* ou a algum estímulo externo percebido como sendo perigoso; envolve a liberação de hormônios e a subseqüente elevação da freqüência cardíaca, pressão arterial e tensão muscular.

Shiatsu: Técnica de massagem desenvolvida no Japão e baseada na filosofia médica chinesa, segundo a qual a doença e a dor são causadas por bloqueio do Qi (energia) ao longo dos caminhos de energia do corpo. Ao aplicar pressão sobre o meridiano bloqueado, pode-se produzir o alívio da dor e da doença.

Sintomas: Mudanças internas ou observáveis na condição mental, emocional ou física de uma pessoa; na medicina holística os sintomas são a manifestação externa de um desequilíbrio interno.

Sistema límbico: Grupo de estruturas cerebrais que influenciam os sistemas endócrino e motor autônomo.

Sistema nervoso autônomo: A parte do sistema nervoso responsável por funções corporais como batimentos cardíacos, pressão arterial, digestão. Ele se divide em duas partes: o sistema nervoso simpático e o sistema nervoso parassimpático.

Sistema nervoso central: O cérebro e a medula espinhal, que são responsáveis pela integração de todas as funções neurológicas.

Sistema nervoso parassimpático: A divisão do sistema nervoso que, quando estimulada, abaixa a pressão arterial e reduz as freqüências cardíaca e respiratória.

Sistema nervoso simpático: A divisão do sistema nervoso autônomo responsável por coisas como a pressão arterial, salivação e digestão; trabalha em equilíbrio com o sistema nervoso parassimpático.

Stress: Qualquer fator, físico ou emocional, que ameace a saúde do corpo ou, de alguma outra maneira, requer uma resposta ou mudança.

Subluxação: Na quiroprática, termo usado para explicar um desalinhamento de vértebras espinhais.

Sucussão: Agitação vigorosa de remédios homeopáticos líquidos, a qual permite que a substância original passe para a tintura alcoólica.

Tao: O curso da natureza e os caminhos da natureza; um termo chinês que se refere ao universo como um todo indiferenciado.

Teoria dos cinco elementos: Na medicina chinesa, uma maneira de considerar o corpo e o universo, explicando a interação entre eles.

Tintura: Extrato alcoólico de uma substância medicinal.

Tomografia computadorizada: Tomograma (imagem de raios X) reconstituído por computador para representar ossos e tecidos moles em diversos planos.

Tonificar: Na medicina chinesa, nutrir, aumentar e revigorar; aumentar o suprimento do Qi e promover o adequado funcionamento e equilíbrio do corpo.

Toxina: Substância que é prejudicial ou venenosa para o corpo.

Vata: Um dosha ayurvédico.

Yin/Yang: Conceito chinês que descreve toda existência em termos de estados ou condições que são diferentes, mas mutuamente dependentes; a medicina tradicional chinesa visa restaurar o equilíbrio entre esses aspectos contrastantes do corpo e da mente.

HOMEOPATIA – MEDICINA PARA O SÉCULO XXI

Dana Ullman

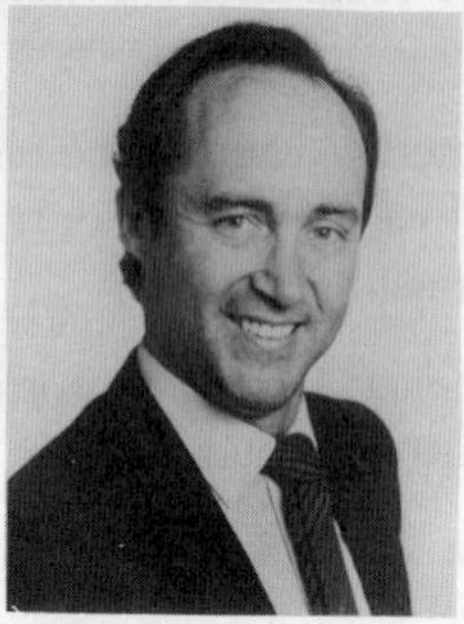

Este livro contém o essencial do que se precisa saber sobre a homeopatia, um sistema de cura que se ocupa, não dos sintomas aparentes, mas do corpo humano visto como um todo equilibrado e auto-suficiente.

Abordando a arte e a ciência da homeopatia à luz dos novos conhecimentos acerca da saúde e do significado da cura, *Homeopatia – Medicina para o Século XXI* fornece ao leitor dados específicos sobre o tratamento homeopático de grande número de doenças que afligem o homem moderno. Escrito em linguagem acessível, este livro representa um marco para o desenvolvimento e divulgação da homeopatia por incluir algumas das mais recentes pesquisas científicas, cujos resultados apontam para uma aplicação mais ampla de seus métodos em casos antes só tratados pela medicina convencional.

Agora que o interesse pelos métodos de fortalecimento do sistema imunológico tornou-se um tema de interesse mundial, *Homeopatia – Medicina para o Século XXI* descreve ainda, detalhadamente, como a medicina homeopática pode estimular os processos naturais de defesa do organismo.

O autor, Dana Ullman, fundador e presidente da Fundation for Homeopatic Education and Research e membro eleito do National Center for Homeopathy, tem se dedicado particularmente a trabalhar junto às instituições mais importantes ligadas às áreas de saúde para que a medicina homeopática e a assistência médica natural alcançassem o reconhecimento e a popularidade de que goza atualmente.

A Força Curativa da Respiração

MARIETTA TILL

Sem alento não há vida! Podemos viver um bom tempo sem alimento, mas só alguns minutos sem respirar. Todos sabemos disso. Poucos, porém, sabem que respirar pode significar muito mais do que deixar que o corpo absorva o ar de que necessita. Poucos sabem que a respiração representa um importante elo de ligação entre o corpo e o espírito, e que exerce uma profunda influência sobre o evento psicossomático.

Este livro prático contém exercícios respiratórios que são o resultado de um trabalho de muitos anos com pessoas sadias e doentes. Os exercícios são ordenados segundo seus efeitos e seu grau de dificuldade. Provenientes do caminho hindu do ioga, só agora ressurgem, depois do longo tempo de subnutrição espiritual e de orientação puramente materialista que o mundo ocidental teve de atravessar. Eles irão ajudar o leitor na preservação da sua saúde, assim como no combate às mais variadas moléstias do corpo e às perturbações psíquicas, como a angústia e a depressão.

Discípula de Thornwald Dethlefsen, de quem a Editora Pensamento publicou *O Desafio do Destino*, a autora, experiente instrutora de ioga, explica o melhor modo de utilizar a força da sugestão como um elemento essencial da terapia respiratória, com vistas a conseguir um saudável relaxamento, um mergulho dentro de si mesmo e a ampliação da consciência, tornando assim a respiração uma fonte de harmonia entre o espírito e o corpo.

EDITORA PENSAMENTO

FORMA, SOM, COR E CURA
Theo Gimbel

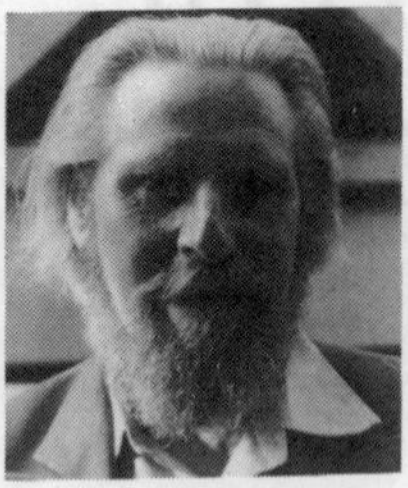

"Experimentando o elemento vivo no fluxo das cores saímos, por assim dizer, da nossa própria forma e partilhamos da vida cósmica. A cor é a alma da natureza e de todo o cosmo, e experimentando a vida das cores participamos dessa alma."

Theo Gimbel é pioneiro no campo da pesquisa das cores e da cura por meio delas. Sua inspiração provém da teoria de Goethe sobre as cores e do desenvolvimento e aplicação desta por Rudolf Steiner.

Fica evidente para muitas pessoas que esse campo de investigação cria possibilidades importantes em nossa época, na qual uma visão holística do mundo está se tornando amplamente aceita. Nessa visão de mundo, o pensamento dos cientistas mais destacados flui juntamente com o dos místicos e com as tradições da velha sabedoria.

Em *Forma, Som, Cor e Cura*, Theo Gimbel reúne suas descobertas e demonstra as aplicações práticas que elas possuem. Este livro é de muito interesse para quem deseja entender algo acerca da natureza viva das cores e será leitura essencial para os que desejam trabalhar no campo da Cromoterapia. A sabedoria destas páginas revela uma vida dedicada a um campo de exposição maravilhoso e fascinante.

DEPRESSÃO

A Doença Malcompreendida

Ursula Nuber

Dentre os males que afligem o homem moderno, a depressão é um dos mais freqüentes na civilização ocidental. Todo o mundo parece saber algo sobre ela, todos têm a impressão de conhecê-la; no entanto, há vários tipos de depressão e suas causas são as mais variadas possíveis. Por isso, muitos dos nossos conceitos a respeito da depressão simplesmente estão errados. Na tentativa de oferecer uma perspectiva correta dos conhecimentos atuais sobre a matéria, a Autora descreve os mais recentes resultados das pesquisas, diagnostica as diversas formas de depressão e expõe as práticas terapêuticas destinadas a curá-la.

Com o propósito de desfazer nossas ilusões sobre esse mal moderno, a Autora destrói preconceitos e mostra o melhor modo de curar essa doença e de conviver com as pessoas deprimidas.

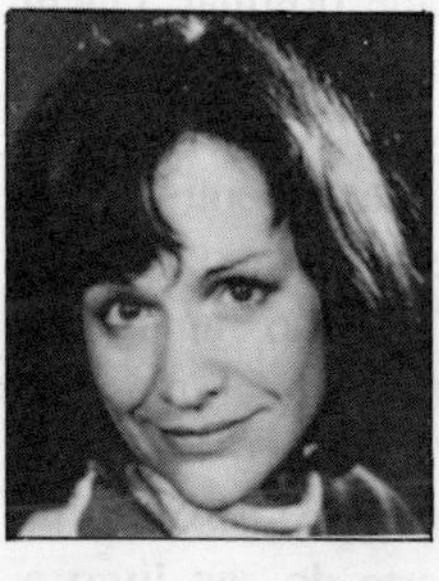

SOBRE A AUTORA:

Ursula Nuber nasceu em 1954, formou-se em Psicologia e, desde 1983, é redatora da revista científica *Psychologie Heute*. Antes disso, ela trabalhou como jornalista autônoma na Rede de Televisão da Baviera e como assistente de pesquisa na Universidade de Munique. Escreveu um grande número de artigos sobre assuntos relacionados com a sua área de estudos para jornais e revistas especializadas.

EDITORA PENSAMENTO

HARA — O Centro Vital do Homem
Karlfried Graf Dürckheim

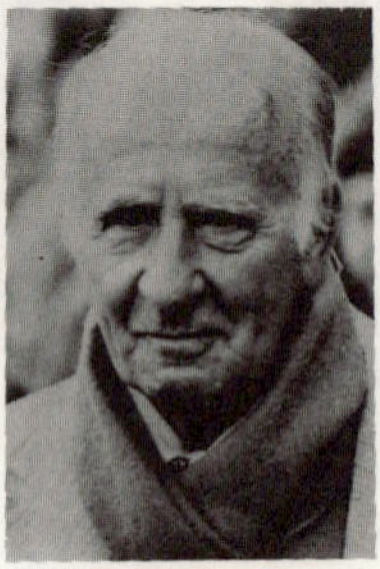

Nas discussões atuais sobre o corpo e a alma surge uma nova voz que deve ser ouvida por todos os que se dedicam à análise dos problemas da humanidade com vista à sua evolução: Karlfried Dürckheim, com seu livro *Hara — O Centro vital do Homem.*

O conceito de Dürckheim sobre o ser humano transcende a distinção entre corpo e alma no contexto de um "indivíduo" destinado a manifestar o Ser divino na vida material e que pode ser ajudado a cumprir esse destino com exercícios mais avançados do que os que costumam ser propostos pela medicina e pela psicologia tradicionais.

Em japonês, *Hara* não significa apenas "barriga" no sentido anatômico do termo, mas contém um significado existencial. Só quem consegue concentrar a gravidade no centro do corpo físico e preservá-la aí tem a chance de amadurecer; e, como pessoa madura, esse ser humano pode transcender o eterno "morrer e renascer" implícito nas leis básicas da vida. Hara não significa "algo físico", nem tampouco "algo espiritual". Hara *é* o ser humano centrado na unidade original. Quem tem Hara demonstra-o com o aumento de sua força vital e com sua maior capacidade de suportar o sofrimento.

Ao mesmo tempo, o Hara serve de elo de ligação entre o Eu sobrenatural, ou divino, e o Eu comum do homem, entre a "experiência religiosa" da unidade original e sua manifestação real no mundo. O conhecimento do Hara é uma das pérolas da sabedoria oriental, mas seu significado humano tem alcance universal.

Karlfried Dürckheim, catedrático de Psicologia e Filosofia na Universidade de Kiel, Alemanha, dedica a segunda parte do seu livro a exercícios práticos para a obtenção do Hara. A introdução de exercícios como parte da grande terapia existencial é uma novidade e atende amplamente às necessidades manifestadas pelo homem moderno.

EDITORA PENSAMENTO

ENERGIA SUTIL

John Davidson

Energias sutis são as que se situam em planos superiores, além de nossas capacidades normais de percepção. Porém, quando percebidas, se caracterizam por um efeito cintilante como um arco-íris ao redor dos objetos, conferindo-lhes quase um estado de transparência e permitindo que sua estrutura subatômica interior se revele a um olhar mais elevado, mais sensível. Energias sutis são projeções das formas de matéria e de energia mais densas, constituindo a energia matriz a partir da qual nosso universo perceptível se manifesta. Na verdade, só agora algumas teorias da física moderna puderam nos fornecer uma estrutura conceitual em que a manifestação desse estado sutil foi compreendida e delimitada.

Ao redor dos seres vivos – do homem inclusive –, as energias sutis são vistas como uma aura que reflete a saúde, a personalidade e a espiritualidade do indivíduo. *Energia Sutil* é um livro sobre esse tipo de energia e sobre o papel que ela representa na organização da natureza e nos processos de cura.

O autor – John Davidson –, formado em Ciências Biológicas pela Universidade de Cambridge, durante toda a sua vida interessou-se pela natureza, pela ciência e pelo misticismo.

EDITORA PENSAMENTO

Receituário dos melhores remédios caseiros

Francisco Valdomiro Lorenz

À medida que as condições de vida se deterioram e que se torna mais difícil encontrar assistência médica adequada, auxílios seguros e simples no campo da saúde ganham proeminência.

Este livro vai ao encontro da necessidade, descrevendo mais de 250 remédios caseiros obtidos facilmente de plantas medicinais e outras substâncias. Oferece também sugestões para o tratamento de um vasto número de males e enfermidades que assolam esta civilização.

Escrito há algumas décadas numa linguagem accessível, e tendo permanecido vivo pelo seu grande valor, foi muitas vezes reeditado. Reapresenta-se agora ao leitor totalmente revisto e atualizado.

EDITORA PENSAMENTO